Herausgegeben von *P. Schärer / J. Strub / U. Belser*
Schwerpunkte der modernen kronen- und brückenprothetischen Behandlung

Schwerpunkte der modernen kronen- und brückenprothetischen Behandlung

Herausgegeben von

Prof. Dr. med. dent. Peter Schärer

Vorsteher der Abteilung für Kronen- und Brückenprothetik und
Materialkunde, Zahnärztliches Institut, Universität Zürich

Dr. med. dent. Jörg Strub
Dr. med. dent. Urs Belser

Abteilung für Kronen- und Brückenprothetik und Materialkunde,
Zahnärztliches Institut, Universität Zürich

Buch- und Zeitschriften-Verlag »Die Quintessenz« 1979
Berlin, Chicago, Rio de Janeiro und Tokio

Copyright © 1979 by
Buch- und Zeitschriften-Verlag »Die Quintessenz«, Berlin

Lithographieherstellung: Industrie- und Presseklischee, Berlin
Satz und Druck: Felgentreff & Goebel KG, Berlin
Bindearbeiten: J. Godry, Berlin
Printed in Germany

ISBN 3 87652 235 8

Alphabetisches Verzeichnis der Autoren

Dr. med. dent. *Urs Belser,* Zollikon

Dr. med. dent. *Stephan Burger,* Küsnacht

Dr. med. dent. *Rudolf Burkart,* Gockhausen

Dr. med. dent. *Peter Florin,* Chur

Dr. med. dent. *Bruno Germann,* Zürich

Dr. med. dent. *Andreas Jäggin,* Zürich

Dr. med. dent. *Peter Kälin,* Pfäffikon

Dr. med. dent. *Fritz Kopp,* Zürich

Dr. med. dent. *Lukas Müller,* Leuggern

Med. dent. *Jirka Pollak,* Zürich

Prof. Dr. med. dent. *Peter Schärer,* Zürich

Dr. med. dent. *Jörg Strub,* Zürich

Vorwort

Mit diesem Buch sollen den Praktiker wie den Studierenden interessierende Fragen in der Kronen- und Brückenprothetik stichwortartig sowohl in bezug auf theoretische Grundlagen wie auf klinische Schritte dargestellt und durch ein aktuelles Literaturverzeichnis sowie durch klares Bildmaterial ergänzt werden.

Dieses Buch ist das Resultat einer Seminarreihe des zweijährigen Assistentenausbildungsprogramms an der Abteilung für Kronen- und Brückenprothetik am Zahnärztlichen Institut der Universität Zürich. Da systematisch durchgeführte „Graduate Programs" in klinisch-zahnärztlichen Fächern in Europa noch nicht häufig sind, schien es uns einmal angezeigt, dem interessierten Praktiker darzustellen, wozu junge Assistenten in bezug auf Erarbeitung spezifisch klinischer Fragen fähig sind, wenn sie innerhalb eines solchen Ausbildungsganges dazu angeleitet werden.

Der praktizierende Zahnarzt, wie auch der in der Lehre tätige zahnärztliche Instruktor sollte hiermit die Möglichkeit haben, sich zu jedem Thema mit minimalem Zeitaufwand optimal informieren zu können. Das dabei vor allem diejenigen Probleme der Kronen- und Brückenprothetik diskutiert werden, welche infolge der neueren Erkenntnisse von besonderer Aktualität sind, ergab sich im Rahmen dieser Seminarreihe von selbst.

Indem wir versuchen, diese aktuellen Standortbestimmungen nicht nur Mitgliedern der Abteilung, sondern einer breiteren Kollegenschaft zur Verfügung zu stellen, hoffen wir, zwischen den klinischen Bedürfnissen des Praktikers und denjenigen der klinischen Forschung verpflichteten Lehrern einen Beitrag zur ständigen Diskussion leisten zu können.

Dazu sollen auch solche Schwerpunktevaluationen, ausgehend von Seminarreihen, innerhalb unserer Abteilung fortgesetzt werden.

Unser besonderer Dank gilt Herrn Haase, welcher sich mit seinem Verlag spontan bereit erklärt hat, die Publikation dieses Buches zu übernehmen, wie der großen Zahl der Mitarbeiter unserer Abteilung, ohne deren Mithilfe ein solches unter Zeitdruck zu schaffendes Werk nicht möglich gewesen wäre.

Zürich, im Mai 1979

Die Autoren:
Prof. Dr. P. Schärer
OA Dr. J. Strub
OA Dr. U. Belser

Inhaltsverzeichnis

1. Einleitung

P. Florin

Das Ziel einer jeden zahnärztlichen Rekonstruktion ist die Wiederherstellung des Gleichgewichtes im stomatognathen System. Wenn das Gleichgewicht gestört ist, sollte die Ursache evaluiert und, falls sie okklusalen Ursprungs ist, rekonstruiert werden (Abb. 1 und 2).

Ursachen für Rekonstruktionen sind:

1. Hereditär bedingte Lücken
2. Destruktion infolge Stoffwechselstörungen
3. Funktionelle Störungen
4. Destruktion am Zahn oder Zahnhalteapparat (Karies, Parodontose, Zysten, Tumore etc.)
5. Ästhetische Verbesserungen
6. Unfälle

In den letzten Jahrzehnten hat sich in der Zahnheilkunde Grundlegendes geändert: Die Bedeutung der Prophylaxe wurde anerkannt, neue Gebiete wie die Parodontologie und die Orthodontie haben sich behauptet. Genauere Abdruckmaterialien und -techniken wurden entwickelt, die Präparationsmethoden verbessert und neue Okklusionskonzepte aufgestellt.
Durch die vielen Neuerungen ist das Betreiben einer ,,guten Zahnheilkunde" recht schwierig geworden. Man muß deshalb bemüht sein, System in den ganzen Behandlungsablauf zu bringen. Auch dem weniger erfahrenen Zahnarzt soll es möglich sein, durch gründliches Planen zum Erfolg zu kommen.

Das moderne Konzept

Wir unterscheiden fünf Behandlungsphasen:

I. Phase

Kontaktaufnahme: Zahnarzt – Patient

1. Patientenanamnese
2. allgemeine medizinische Anamnese
3. stomatologischer Befund
4. grobe Triage
5. Sofortbehandlung
6. Patientenaufklärung
7. Zielsetzung für Dentalhygienikerin

II. Phase

Prophylaxephase: Dentalhygienikerin und evtl. Prophylaxegehilfin

1. Motivation
2. Instruktion
3. Zahnreinigung
4. Zahnsteinentfernung
5. Rekonturieren

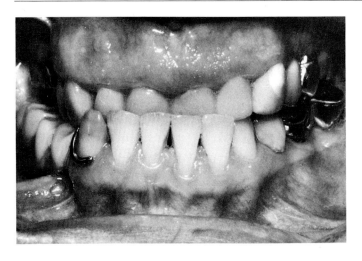

Abb. 1 Patient mit gestörtem Gleichgewicht im stomatognathen System.

III. Phase

1. Genaue Befunderhebung:

Klinische Untersuchung:
- allgemeine stomatologische Untersuchung (aus Phase I)
- Zahnstatus
- Parodontalstatus
- direkte Funktionsanalyse

Zusätzliche Unterlagen:
- Röntgenstatus
- Fotostatus
- Modelle A und B
- Montage (Artikulator einstellen)
- indirekte Funktionsanalyse (im Artikulator)
- diagnostisches Aufwachsen (Wax up)
- diagnostisches Umstellen der Zähne (Set up)

2. Diagnose – Prognose
3. Therapeutische Planung
4. Evaluation mit Patienten
5. Behandlungsreihenfolge bestimmen
6. Zeitplan erstellen
7. Finanzierungsplan besprechen

IV. Phase

Behandlungsphase: Zahnarzt

1. Vorbehandlung
- Extraktion
- konservierende und parodontale Vorbehandlung
- evtl. orthodontische Vorbehandlung

2. Reevaluation der prothetischen Planung (nach einer Ruhephase von 2–6 Monaten)

3. Prothetische Versorgung
- Präparation und provisorische Versorgung
- Abdrucknahme
- Montage der Meistermodelle
- Einprobe, evtl. Remontage
- Zementieren

V. Phase

Betreuungsphase: Dentalhygienikerin und Zahnarzt, evtl. Prophylaxegehilfin

Patientenbetreuung
Intervall der Kontrollen: 2–6 Monate

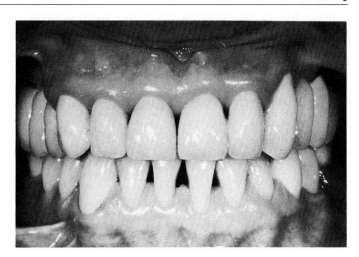

Abb. 2 Situation nach totaler
Rekonstruktion.

Literaturverzeichnis

1. *Bauer, A., und A. Gutowski*
   Gnathologie – Einführung in Theorie und Praxis.
   Verlag »Die Quintessenz«, Berlin 1975.

2. *Brecker, S. Ch.*
   Clinical Procedures in occlusal Rehabilitation. W.
   B. Saunders Co., Philadelphia 1958.

3. *Brecker, S. Ch.*
   Wiederherstellung des Kauorgans und der Okklusion. Medica Verlag, Stuttgart 1968.

4. *Franks, A. S.*
   The concept or oral rehabilitation. J Oral Rehabil 3,
   1, 1, 1976.

5. *Fuchs, P.*
   Die Quintessenz des Brückenzahnersatzes. Verlag »Die Quintessenz«, Berlin 1976.

6. *Goldstein, E.*
   Esthetics in Dentistry. J. B. Lippincott Co., Philadelphia, Toronto 1976.

7. *Horn, R.*
   Practical consideration for successful crown and
   bridge therapy. W. B. Saunders Co., Philadelphia
   1976.

8. *Mann, A. W., und L. D. Pankey*
   Oral rehabilitation. J Prosth Dent 10, 135, 1960.

9. *Martin, R.*
   Psychodynamics in dental practice. Springfield
   Verlag, London.

10. *Mühlemann, H. R.*
    Individuelle orale Präventivmedizin. Fortbildungskurs ZUI, 1977, Sept.

11. *Schluger, S., und R. A. Yuodelis, R. C. Page*
    Periodontal Disease. Lea & Febiger, Philadelphia
    1977.

12. *Schön, F., und F. Singer*
    Ästhetik und Rehabilitation in der Zahnheilkunde.
    Dr. Alfred Hüthig Verlag, Heidelberg 1961.

13. *Shillingburg, H. T., und S. Hobo*
    Grundlagen der Kronen- und Brückenprothetik.
    Verlag »Die Quintessenz«, Berlin 1977.

14. *Steinhart, G.*
    Zur Pathologie des Lückengebisses. Dtsch. zahnärztl Z 20, 46, 1965.

15. *Stuart C., und H. Stallard*
    Why diagnosis and treatment of occlusal restaurations of the teeth. Texas Dent J 4, 70, 1957.

2. Anamnese, Befundaufnahme und Planung

A. Jäggin

In diesem Kapitel werden alle Faktoren der Anamnese, Befundaufnahme und Planung besprochen ([1, 2, 11, 12]). Damit keine wichtigen Details vergessen werden und trotzdem rationell vorgegangen werden kann, empfiehlt es sich, ein vorgedrucktes Statusblatt auszufüllen (siehe Seite 23 bis 26: Statusblatt der Abteilung für Kronen- und Brükkenprothetik).

All = Allergie
Häd = Hämorrhagische Diathese
Krl = Herz-Kreislauf
Hor = Hormonelle Störung
VTr = Verdauungstrakt
RTr = Respirationstrakt
Med = Medikamente

Negative Befunde werden mit einem Minuszeichen vermerkt. Positive Befunde werden in den leeren Feldern fortlaufend numeriert und unter der entsprechenden Zahl genauer beschrieben.

1. Anamnese

Allgemeine medizinische Anamnese (A); zahnärztliche Anamnese (B)

Fragen, welche der Patient ohne Hilfe beantworten kann, die aber bereits wichtige Informationen geben, sind auf der ersten Seite des Statusblattes aufgeführt (unter: Diese Seite ist vom Patienten auszufüllen).

A) Allgemeine medizinische Anamnese
(vom Zahnarzt durchzuführen)

Auf der zweiten Seite werden spezifische Fragen über den allgemein medizinischen Zustand des Patienten gestellt. Die folgenden Abkürzungen bedeuten:

HI = Herdinfektion
VNS = Vegetatives Nervensystem
ZNS = Zentralnervensystem

B) Zahnärztliche Anamnese
(vom Zahnarzt durchzuführen)

Hauptanliegen:

Die Angaben, welche auf der ersten Seite vom Patienten gemacht wurden, müssen noch spezifiziert werden.

Hygiene:

vom Patienten bis anhin praktizierte Mundhygienetechnik

Stomatol:

dem Patienten bekannte durchgemachte Mundschleimhauterkrankungen

Proth:

bereits ausgeführte prothetische Arbeiten, Zeitpunkt

15

Par:

Erkrankungen des Parodontes: Bluten, Zahnlockerungen, Abszesse, bereits durchgeführte Parodontalbehandlungen, Zeitpunkt

Ortho:

bereits durchgeführte kieferorthopädische Behandlungen, Zeitpunkt

KG:

subjektive Symptome des Band-Muskel-Kiefergelenk-Apparates

Chir:

bereits durchgeführte chirurgische Maßnahmen am stomatognathen System, Zeitpunkt

Unfall:

traumatische Verletzungen am stomatognathen System, Zeitpunkt

Versicherung:

allfällige Versicherungsansprüche des Patienten, z. B. Invalidenversicherung, Haftpflicht etc.

2. Befundaufnahme
2.1. Klinische Untersuchung [4, 6]

Die klinisch-zahnärztliche Untersuchung soll nicht nur auf das Parodont und die Zähne beschränkt werden.

A) Extraoral

Die extraorale Untersuchung geht klassisch folgendermaßen vor sich:

- visuell auf Asymmetrien und Hautaffektionen achten
- Sensibilität symmetrisch vergleichen, auf Druckdolenz der Trigeminusaustrittsstellen achten

- Palpation der Knochenstrukturen, der Muskulatur und der Lymphknoten
- kurze Kiefergelenksfunktionsprüfung: Man läßt die Grenzbewegungen des Unterkiefers ausführen und achtet palpatorisch und auskultatorisch auf Knacken und Reiben

Entsprechende Befunde werden in den Feldern fortlaufend numeriert und daneben beschrieben.

B) Allgemeine stomatologische Untersuchung

Intraoral inspiziert und palpiert man Lippen, Zunge, Gaumen, Alveolarfortsätze, Speichelausführungsgänge, Mundboden und Tonsillen. In diesem Zusammenhang der allgemein stomatologischen Untersuchung darf man den Patienten auf allfälligen Mundgeruch aufmerksam machen.

C) 1. Dentale Untersuchung

Den definitiven Befund der Zähne nimmt man erst nach der gründlichen Zahnreinigung auf. Zuerst werden alle fehlenden Zähne auf dem Zahnschema durchgestrichen (dritte Seite Statusblatt). Anschließend erfolgt die Prüfung der Vitalität aller Zähne (vorzugsweise mit CO_2-Schnee). Jeder Zahn wird dann genauestens nach Karies, Restaurationsüber- resp. -unterschüssen und Stellungsanomalien (ästhetisch oder funktionell) untersucht.

C) 2. Parodontale Untersuchung

Die parodontale Untersuchung beinhaltet die allgemeine Beurteilung des Zahnhalteapparates. Zur Dokumentation wird der Papillenblutungsindex (PBI; [5, 8, 9]) aufgenommen und im Zahnschema eingetragen. Dieser Index wurde eventuell bereits in der Motivationsphase angewandt und soll später in der Betreuungsphase die Sicherung des Behandlungsresultates gewährleisten.

Die Taschenmessung erfolgt mit der Plastoprobe (*Schmid* 1967) und wird generell an allen Zähnen mesial, fazial, distal und oral vorgenommen (Taschentiefe = TT).

Im Parodontalschema wird auch die Breite der angewachsenen Gingiva (AG) eingetragen (evtl. als Hilfsmittel *Schiller*sche Jodlösung). Es ist vor allem auf einstrahlende Wangen- und Lippenbänder zu achten. Es sollen auch *Stillmann*-Clefts, *McCall*sche Girlanden, Rezessionen und offene Furkationen im Schema angegeben werden. Die Zahnbeweglichkeit = ZB (Grad 0–4) (*Rateitschak* et al. 1966) wird von jedem Zahn bestimmt und ins Schema eingetragen.

D) Direkte Funktionsanalyse (im Munde)

Die maximale Mundöffnung (Schneidekantenabstand = SKA) und der Interokklusalabstand = IOR (Ruheschwebelage) werden gemessen.

Vorzeitige Kontakte (in Hinge-Achsen-Position = retrale Kontaktstellung = RK) werden eruiert, und mit rotem Farbband[1] oder *Kerr* occlusal-indicator-wax[2] markiert. Durch aktiven Kieferschluß rutschen die Zähne in die maximale Interkuspidationsstellung (Interkuspidationskontakte = IK). Diese Abgleitbewegung (falls RK ≠ IK) wird in Millimetern und Richtung festgehalten. Bei massiven Abweichungen muß auf Kiefergelenkssymptome geachtet werden.

Anschließend werden mit Farbbändern[1] die Gleitkontakte bei Seitbiß- und Vorbiß-

1 Büttner, Egg, Schweiz
2 Romulus, Michigan 48174, USA

bewegungen angefärbt (Balanceseite blau, Arbeitsseite grün) und ins entsprechende Schema eingetragen. Es interessiert uns vor allem, ob wir es in der Funktion mit einer Eckzahnführung oder einem Gruppenkontakt zu tun haben und ob Balance- oder Arbeitsvorkontakte vorhanden sind. In diesem Zusammenhang wird man auf Schliffacetten und Abrasionen achten und zu eruieren versuchen, ob orale oder okklusale Parafunktionen vorliegen. Die Kontakte bei extremen Lateral- und Protrusionsbewegungen (Crossoverkontakte) werden ebenfalls registriert. Gleithindernisse in diesem Bereich können zu Parafunktionen Anlaß geben.

2.2. Zusätzliche Unterlagen

2.2.1. Röntgenstatus

Wir brauchen für unsere Diagnostik reproduzierbare Röntgenbilder, auf denen wir Parodont, Zahnhartsubstanz und Pulpa beurteilen können. Die Langtubus- und Rechtwinkeltechnik sind anderen Techniken vorzuziehen [3, 13, 14].

2.2.2. Fotostatus

Wenn größere kronen- und brückentechnische Arbeiten ausgeführt werden, empfiehlt es sich generell, die wichtigsten Behandlungsschritte im Bild festzuhalten. Der Zahnarzt schafft sich dadurch nur Vorteile:

– Der Anfangsstatus kann festgehalten werden.
– Das Behandlungsresultat kann dem Patienten mit Anfangs- und Schlußbildern gezeigt werden.
– Das Behandlungsresultat kann auch nach Jahren wieder objektiviert werden (Nachbefunde, Gutachten, Identifikationen, etc.).

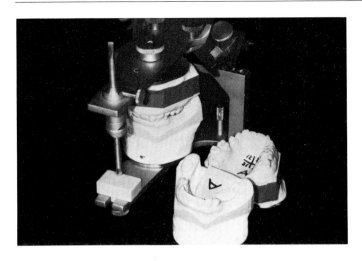

Abb. 1   A- und B-Modelle.

– Eine eigene Dokumentation dient dem Zahnarzt als Aufklärungsmedium für seine Patienten.
– Mißerfolge können, wenn sie fotografisch festgehalten worden sind, das nächste Mal eventuell eher verhindert werden.

2.2.3. Modellanalyse

Die Modelle, in einem halb- oder volleinstellbaren Artikulator montiert, sind für eine Planung unerläßlich. Von den Alginatabformungen des Ober- und Unterkiefers (siehe Kapitel: Abdruckmethoden) erhalten wir durch zweimaliges Ausgießen mit Spezialhartgips[1] ein erstes etwas genaueres A-Modell-Paar und ein Duplikat (B-Modell-Paar) (Abb. 1). Auf das Oberkiefer-A-Modell lassen wir einen Split-cast herstellen.

2.2.3.1. Montage

Beide Modellpaare werden mit Gesichtsbogen und zentrischen Wachsbissen (Moyco beauty pink[®2]) montiert und mit dem Split-

1 Kerr Sybron Corp., Europe, Scafati, I
2 Bird Moyer Comp., Philadelphia, USA

cast auf eine genaue Montage hin kontrolliert. Mit den A-Modellen, Lateral- und Protrusionsbißregistraten wird der Artikulator eingestellt. Die B-Modelle dienen als Dokumentation der Anfangssituation.

2.2.3.2. Indirekte Funktionsanalyse

Mit den einartikulierten Modellen kann nun eine Okklusionsanalyse gemacht werden. Intra- und intermaxilläre Fehlstellungen können genau festgestellt und Lücken ausgemessen werden. Länge, Form, Neigung und Rotation von Pfeilerzähnen können genau überblickt werden.

Zuerst wird man prüfen, ob der gewählte Artikulator (siehe: direkte Funktionsanalyse) die Bewegungen des Unterkiefers imitieren kann. Ist dies nicht der Fall, muß auf ein volleinstellbares Gerät gewechselt werden.

Durch selektives Einschleifen (Reihenfolge in einem Schleifplan festhalten, Abb. 2) wird versucht, eine interferenzfreie okkluso-artikuläre Beziehung zu erreichen. Sehr oft wird dieses Ziel ohne chirurgische oder orthodontische Maßnahmen nicht erreicht.

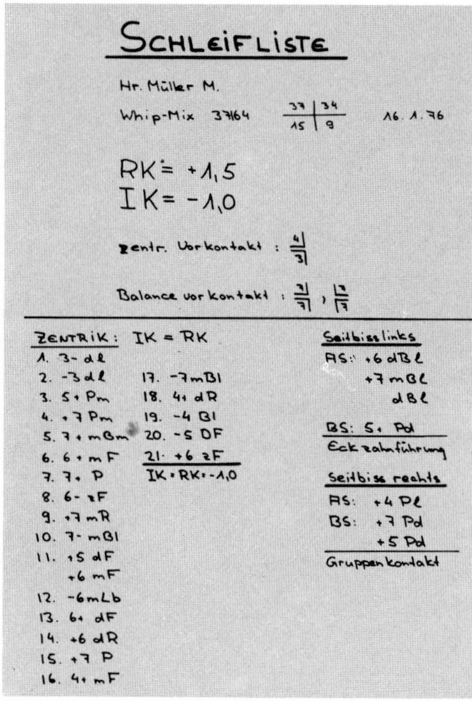

SCHLEIFLISTE

Hr. Müller M.

Whip-Mix 37464   37/34 / 15/8   16. 1. 76

RK = +1,5
IK = -1,0

Zentr. Vorkontakt : 4/3

Balance vorkontakt : 3/7 , 3/7

ZENTRIK: IK = RK		Seitbiss links
1. 3- d l		AS: +6 dBl
2. -3 d l	17. -7 mBl	+7 mBl
3. 5+ Pm	18. 4+ dR	dBl
4. +7 Pm	19. -4 Bl	
5. 7+ mBm	20. -5 DF	BS: 5. Pd
6. 6+ m F	21. +6 3F	Eckzahnführung
7. 7+ P	IK+RK+-1,0	Seitbiss rechts
8. 6- 3F		AS: +4 Pl
9. +7 mR		BS: +7 Pd
10. 7- mBl		+5 Pd
11. +5 dF		Gruppenkontakt
+6 mF		
12. -6 mLb		
13. 6+ dF		
14. +6 dR		
15. +7 P		
16. 4+ mF		

Abb. 2   Schleifplan.

2.2.3.3. Bißhöhe festlegen

Vor dem Festlegen der vertikalen Dimension muß abgeklärt werden, ob die vorhandene Bißhöhe bei der Rekonstruktion übernommen werden kann. Wenn sie geändert werden muß, sollte der Patient über längere Zeit in der neuen Stellung angefertigte provisorische Kronen oder eine Schiene (Abb. 3) tragen, um zu zeigen, daß er sie ohne Beschwerden akzeptiert.

2.2.3.4. Frontzahnführung fixieren (Abb. 4)

Wenn im Verlaufe der Behandlung Front- und Eckzähne präpariert werden und die bestehende Frontzahnführung für die Rekonstruktion übernommen wird, muß diese vorgängig fixiert werden. Auf dem Frontzahnteller des Artikulators wird mit dem In-

zisalstift im TMJ-Kunststoff[1] eine individuelle Frontzahnführung geformt.

2.2.3.5. Probepräparation (Abb. 5)

Bei schwierigen Präparationsformen (Pinledge, Dreiviertelkronen etc.) wird am intakten A-Modell eine Probepräparation durchgeführt.

2.2.3.6. Diagnostisches Aufwachsen (Wax-up, Abb. 6)

Das diagnostische Aufwachsen erfüllt folgenden Zweck:

– Exakte Planung der okkluso-artikulären Kontakte
– Ästhetische Gestaltung der Rekonstruktion

1 T.M.J. Instrument Co, W. Pendleton St., Santa Ana, USA

19

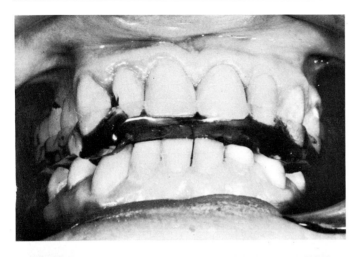

Abb. 3   Kunststoffschiene.

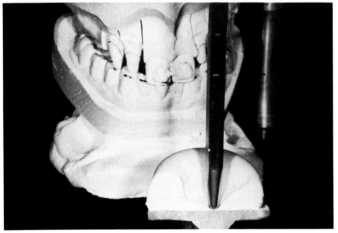

Abb. 4   Frontzahnführung.

– Abklären, ob ungünstig stehende Zähne folgendermaßen in den Zahnbogen eingereiht werden können:
– durch Präparieren
– durch orthodontische Behandlung
– durch Devitalisation der Pulpa
– durch Extraktion (Schaffung eines Zwischengliedes)
– durch Chirurgie (Osteotomie)
– Präparationsart und -richtung festlegen
– Vorlage für die Herstellung von adäquaten Provisorien

2.2.3.7. Diagnostisches Umstellen der Zähne (Set-up)

Wenn durch kronen- und brückenprothetische Maßnahmen allein keine vernünftige Kauflächengestaltung erreicht werden kann, muß eine orthodontische oder kieferchirurgische Vorbehandlung in Betracht gezogen werden. Zu dieser Planung braucht man zusätzlich ein intaktes einartikuliertes Modellpaar. Die zu bewegenden Zähne werden mit einer Säge herausgeschnitten und am gewünschten Ort wieder festgewachst.

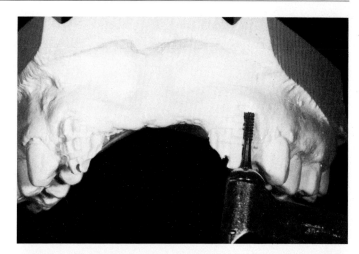

Abb. 5 Probepräparation
am Gipsmodell

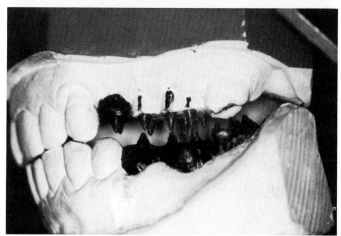

Abb. 6 Diagnostisches
Aufwachsen (Wax-up).

Zusammen mit dem Kieferorthopäden resp. Kieferchirurgen wird entschieden, ob das gewünschte Ziel erreicht werden kann (vgl. Kapitel: Orthodontische Vorbehandlung).

3. Diagnose

Erst aufgrund der genauen Analyse aller Unterlagen kann eine differenzierte Diagnose gestellt werden. Diese beinhaltet ein genaues Beschreiben der pathologischen Zustände des stomatognathen Systems. Es sollen gleichzeitig die Ursachen für die pathologischen Prozesse erwähnt werden.

4. Therapeutische Planung

Nun sind wir so weit, daß wir mit unseren Unterlagen eine provisorische Planung der technischen Arbeiten machen können (vierte Seite Statusblatt). Funktion, Ästhetik, Stabilität und Zugänglichkeit für die Reinigung sind die Forderungen, die mit dem neuen Zahnersatz erfüllt werden müssen. Anschließend werden alle Schritte der Vorbehandlung geplant:

– Zähne, die für die definitive Versorgung riskant oder unbrauchbar sind, werden für die Extraktion vorgesehen (Ex).
– Zähne, welche kariös oder insuffizient wurzelbehandelt sind, müssen zuerst saniert werden (Kons, Endo, Aufbauten).
– Chirurgische, orthodontische und parodontale Korrekturen sollen ebenfalls genau vorgeplant werden (Chir, Ortho, Par).

5. Evaluation mit dem Patienten

Das genaue Behandlungsvorgehen und der zugehörige möglichst genaue Kostenvoranschlag werden mit dem Patienten besprochen.

Die definitive kronen-brücken-technische Planung kann erst nach Abschluß der Vorbehandlung gemacht werden.

Literaturverzeichnis

1. *Bauer, A., und A. Gutowski*
   Gnathologie, Einführung in Theorie und Praxis. Verlag »Die Quintessenz«, Berlin 1975.

2. *Dawson, P. E.*
   Evaluation, diagnosis and treatment of occlusal problems. C. V. Mosby Co., St. Louis 1974.

3. *Guldener, P. H. A., und H. Beissner*
   5 Jahre Erfahrung mit der Langtubusröntgentechnik. Schweiz Mschr Zahnheilk 80, 139, 1970.

4. *Kerr, D. A., M. M. Ash und H. D. Millard*
   Oral Diagnosis. C. V. Mosby Co., 4. Aufl., St. Louis 1974.

5. *Mühlemann, H. R.*
   Psychological and chemical mediators of gingival health. J Prevent Dent 4, 6, 1977.

6. *Rateitschak, K. H., H. H. Renggli und H. R. Mühlemann*
   Parodontologie. Thieme Verlag, Stuttgart 1978.

7. *Rateitschak, K. H., W. F. Dossenbach und H. R. Mühlemann*
   Der große Parodontose-Status. Schweiz Mschr Zahnheilk 76, 621, 1966.

8. *Saxer, U. P., und H. R. Mühlemann*
   Motivation und Aufklärung. Schweiz Mschr Zahnheilk 85, 905, 1975.

9. *Saxer, U. P., B. Turconi und Ch. Elsässer*
   Patient motivation with the papillary bleeding index. J Prevent Dent 4, 20, 1977.

10. *Schmid, M.*
    Eine neue Parodontalsonde. Med. Diss., Zürich 1967.

11. *Schluger, S., R. A. Yuodelis und R. C. Page*
    Periodontal disease. Lea & Febiger, Philadelphia 1977.

12. *Shillingburg, H. T., S. Hobo und L. D. Whitsett*
    Grundlagen der Kronen- und Brückenprothetik. Verlag »Die Quintessenz«, Berlin 1977.

13. *Updegrave, W. J.*
    The paralleling extension-cone-technique in intraoral dental radiography. Oral Surg Oral Med Oral Path 4, 1250, 1951.

14. *Updegrave, W. J.*
    Right-angle dental radiography. Dent Clin North Amer 571, 1968.

**Zahnärztliches Institut
der Universität Zürich**

**Abteilung für Kronen-
und Brückenprothetik**

Diese Seite ist vom Patienten auszufüllen

Alle Angaben unterstehen der ärztlichen Schweigepflicht

bitte Zutreffendes
ankreuzen

A. Allgemein medizinische Anamnese

	Ja	Nein
1. Waren Sie im Laufe des letzten Jahres in ärztlicher Behandlung ? Name und Adresse des Arztes: . . .	☐	☐
2. Nahmen Sie in den letzten Wochen regelmässig Medikamente ein ? Welche ? . . .	☐	☐
3. Hatten Sie je eine ungewöhnliche Reaktion (Allergie) auf Spritzen, Medikamente oder zahnärztliche Materialien ?	☐	☐
4. Bluten Sie leicht und lange, wenn Sie sich verletzen (Blutkrankheiten) ?	☐	☐
5. Leiden Sie an Herz- oder Kreislaufbeschwerden (Herzinfarkt) ?	☐	☐
6. Hatten Sie folgende Krankheiten: Gelenkrheumatismus, epileptische Anfälle, Schlaganfall, Lebererkrankung (Gelbsucht), Nierenerkrankungen ? Eine andere Krankheit ? . . .	☐	☐
7. Sind Sie zuckerkrank ?	☐	☐
8. Rauchen Sie ? Wieviel pro Tag ? . . .	☐	☐
9. Patientinnen: Sind Sie schwanger ?	☐	☐

B. Zahnärztliche Anamnese

	Ja	Nein
1. Haben Sie Schmerzen an Zähnen ? ☐ am Zahnfleisch ? ☐	☐	☐
2. Haben Sie hie und da Schmerzen oder ein Spannungsgefühl im Kiefergelenk oder im Gesichtsbereich ?	☐	☐
3. Leiden Sie unter chronischen Kopf-, Hals- oder Schulterschmerzen ?	☐	☐
4. Knirschen oder pressen Sie mit Ihren Zähnen ?	☐	☐
5. Benutzen Sie neben Zahnbürste / Zahnpaste noch andere Mundhygienemittel ? Welche ? . . .	☐	☐
6. Blutet Ihr Zahnfleisch beim Zähnebürsten ?	☐	☐
7. Welches sind die Gründe Ihrer Konsultation auf der Abteilung für Kronen- und Brückenprothetik ? . . .		

Datum . . . .   Unterschrift . . . .

23

ANAMNESE

Zahnarzt: _____

Datum: _____

A. Allgemein medizinische Anamnese

HI	VNS	ZNS	All	Häd
☐	☐	☐	☐	☐
☐	☐	☐	☐	☐
Krl	Hor	VTr	RTr	Med

_____

_____

_____

_____

B. Zahnärztliche Anamnese

Hauptanliegen: _____
_____

Ortho: _____

Hygiene: _____

KG: _____

Stomatol: _____

Chir: _____

Proth: _____

Unfall: _____

Par: _____

Versicherung: _____

BEFUNDAUFNAHME

A. Extraoral

Sensibilität ☐   Lymphknoten ☐ _____

Kiefergelenk ☐   Muskulatur ☐ _____

B. Allgemein Stomatologisch

Lippen ☐   Zunge ☐   Gaumen ☐ _____

Alveolarfortsatz ☐   Speichelausführungsgänge ☐ _____

Mundboden ☐   Tonsillen ☐   Foetor ☐

C. Parodontal / dental

Taschen über 3mm rot

Zahnbeweglichkeit: Grad 0-4

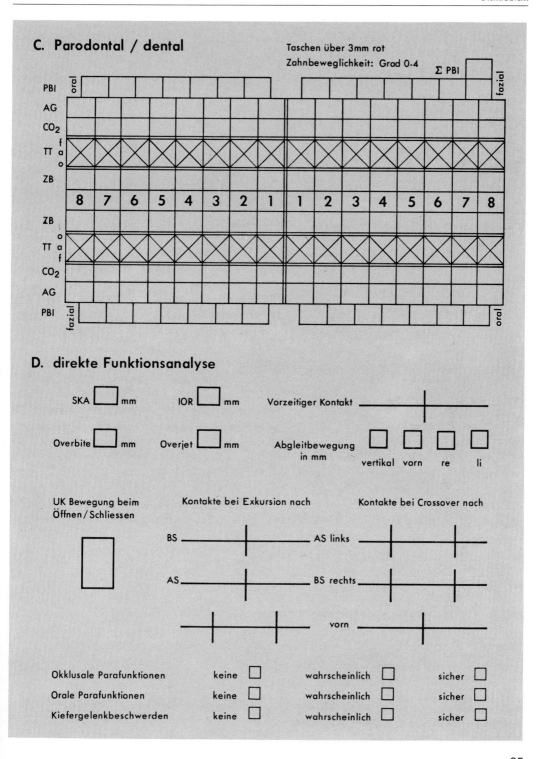

D. direkte Funktionsanalyse

SKA ☐ mm   IOR ☐ mm   Vorzeitiger Kontakt

Overbite ☐ mm   Overjet ☐ mm   Abgleitbewegung in mm   ☐ ☐ ☐ ☐
                                                              vertikal vorn re li

UK Bewegung beim Öffnen / Schliessen

Kontakte bei Exkursion nach

BS ——————— AS links

AS ——————— BS rechts

vorn

Kontakte bei Crossover nach

	keine	wahrscheinlich	sicher
Okklusale Parafunktionen	☐	☐	☐
Orale Parafunktionen	☐	☐	☐
Kiefergelenkbeschwerden	☐	☐	☐

25

PLANUNG

Technik: _____

Empfohlene Mundhygienemittel

_____

_____

_____

_____

Chir. / ortho. Vorbehandlung

_____

_____

_____

_____

Ex

Kons

Aufbauten

Einschleifen: nicht nötig   direkt   nach Analyse

☐   ☐   ☐

Endo

Par

Kronen-Brückenplanung

Terminplanung

_____

_____

_____

_____

_____

_____

_____

_____

_____

_____

_____

Kostenvoranschlag: _____

Datum: _____   Vis: _____

3. Parodontale Vorbehandlung

B. Germann

1. Einleitung

Größere parodontale Sanierungen sollen, abhängig vom Ausbildungsstand des Zahnarztes, von ihm selber durchgeführt oder einem Parodontologen überwiesen werden (*Goldman* et al. 1973, *Hurt* 1976, *Mühlemann* et al. 1975, *Prichard* 1972, *Schluger* et al. 1977). Führt der Zahnarzt die Parodontaltherapie selber durch, trägt er die volle Verantwortung. Wichtig ist, daß der Patient über Ausmaß, Dauer und die zu bringenden Opfer der bevorstehenden Behandlung orientiert wird.

Ohne eine exakte Anamnese und Befundaufnahme darf keine Therapie in Angriff genommen werden (vgl. Kapitel: Anamnese, Befundaufnahme und Planung).

Mit der Schmerz- oder Notfallbehandlung sollen unerwünschte Zwischenfälle vermieden werden (vgl. Kapitel: Einleitung).

2. Diagnose

Sie soll so differenziert wie möglich erfolgen und eventuell die Krankheitsursache beinhalten.

Beispiel:

Eine mittelschwere generalisierte marginale Parodontitis mit lokalisierten profunden Einbrüchen mit funktioneller Komponente.

3. Prognose

Abhängig von:

3.1. Allgemeine Faktoren

- Alter des Patienten
- Gesundheitszustand
- Dauer der Parodontalerkrankung
- Einstellung des Patienten zu seinem Kauorgan
- manuelle Geschicklichkeit des Patienten (Mundhygiene)

3.2. Lokale Faktoren

- Plaque- und Zahnsteinbildung
- Kariesaktivität
- Wurzelresorptionen
- Zustand von Gingiva, Parodont und Knochen
- Bißverhältnisse (Stellungsanomalien)

4. Indikationen

Klare Indikationsstellung ohne Kompromisse.
Folgende Punkte sind zu berücksichtigen:

- Medizinische Faktoren
- Einstellung und Ausdauer des Patienten
- Finanzielle Möglichkeiten

Je nachdem wird eine Minimal-, Zwischen- oder Maximalplanung durchgeführt.

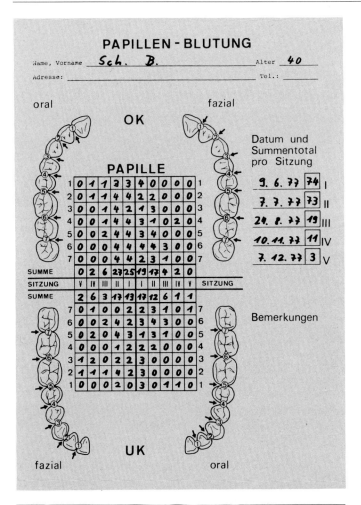

Abb. 1 Motivation mit Papillen-blutungsindex (*Saxer* und *Mühlemann* 1975).

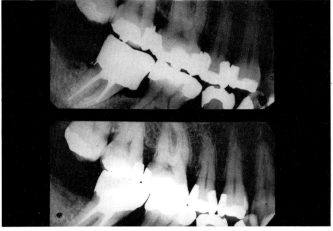

Abb. 2 Röntgenbefund vor (oben) und nach (unten) Überschußentfernung.

5. Behandlungsplan, therapeutisches Vorgehen

Der Behandlungsablauf muß auf die zeitlichen Möglichkeiten des Patienten abgestimmt werden. Das Vorgehen wird unterteilt in eine konservative und eine chirurgische Phase. Erst zu diesem Zeitpunkt ist eine provisorische prothetische Planung möglich.

6. Therapie

Erst nachdem der Patient über seinen oralen Gesundheitszustand informiert und ihm der grobe Behandlungsablauf erklärt wurde, kann mit der eigentlichen Therapie begonnen werden:

6.1. Herstellen sauberer Mundverhältnisse (Mühlemann et al. 1975)

6.1.1. Durch den Patienten

- Mit Hilfe des Papillenblutungsindexes (*Saxer* et al. 1975, 1977) wird dem Patienten sein oraler Gesundheitszustand gezeigt (Motivationsphase). Der Patient versucht nun mit seiner eigenen Zahnbürsttechnik seine Mundhygiene zu verbessern.
- Mit einem Hygiene-Intensivprogramm (*Mühlemann* et al. 1977) wird die noch ungenügende Mundhygiene verbessert (Instruktionsphase). Instruktion des Gebrauches von Zahnbürste, Zahnseide, Zahnpick etc.
Ziel: PBI kleiner als 15 (Abb. 1)

6.1.2. Durch den Zahnarzt/DH

- Zahnreinigung
- Zahnsteinentfernung (supra- und subgingival)

- Radikale Entfernung iatrogener Reize (Überschüsse, abstehende Kronenränder etc.) (Abb. 2)
- Provisorische Versorgung kariöser Läsionen

6.2. Kürettage, funktionelle Behandlung (Mühlemann et al. 1975)

Die Kürettage (deep scaling, root planing) kann durch Dentalhygienikerin oder Zahnarzt erfolgen (Abb. 3 a und b). Das Einschleifen der Okklusion muß der Zahnarzt selbst übernehmen (Abb. 4 a und b).
Damit ist die konservative Behandlungsphase beendet. Der Fall muß reevaluiert und die chirurgische Phase geplant werden. Durch die verminderte Gingivaentzündung wird das chirurgische Vorgehen erleichtert.

6.3. Parodontalchirurgie (Mühlemann et al. 1975)

6.3.1. Gingivektomie (GE)

- Externe (GE) (Abb. 5 a und b)
- Interne (GE)
- Keilförmige Exzision
- Vorhangoperation: palatinal GE
- Vorhangoperation: bukkal Kürettage
Cave: Linea girlandiformis

6.3.2. Lappenoperation

(Mukoperiostlappen) (Abb. 6 a und b)

- Kürettage à ciel ouvert
- Kombiniert mit Gingivektomie und Osteoplastik
- Mit Knochentransplantat oder -implantat (Übersicht bei *Weiss* 1976)

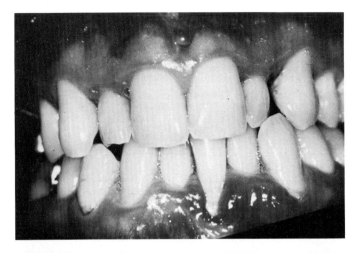

Abb. 3a Status vor Kürettage
(gen. Parodontitis).

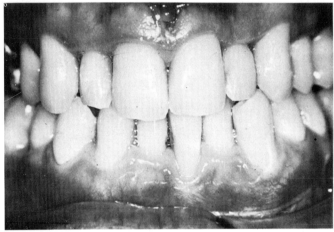

Abb. 3b Status nach Kürettage.

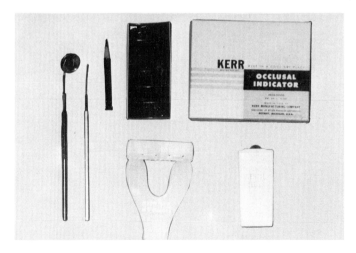

Abb. 4a Notwendiges Instru-
mentarium zum Einschleifen:
– Spiegel
– Sonde
– Okklusales Indikatorwachs
– Zahnseide
– Okklusionspapier
– Wachsstift (schwarz)

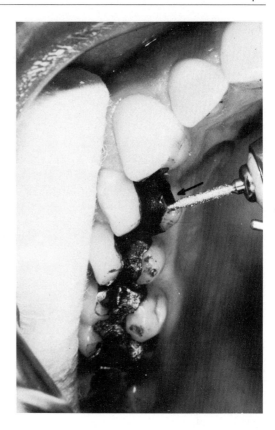

Abb. 4b Angefärbter vorzeitiger Kontakt am Höckerabhang von 14.

6.3.3. Mukogingivalchirurgie (Gingivaextension (push back)

– Gingivaextension mit freiem Schleimhauttransplantat (free gingival graft) (Abb. 7 a und b) (*Björn* 1963, *Sullivan* und *Atkins* 1968 a, b)
– Modifizierter Edlan nach *Schmid* und *Mörmann* (1976)
– Verschiebungsplastik (sliding flap) (*Grupe* und *Warren* 1956)
– Deckung von Rezessionen mit freiem Schleimhauttransplantat (*Bernimoulin* und *Mühlemann* 1973)
– Koronale Verschiebung nach freiem Schleimhauttransplantat (*Harvey* 1965, 1970, *Restrepo* 1973)

6.3.4. Spezielle Parodontalchirurgie (*Guldener* 1976)

– Tunnelierung (Abb. 8 a)
– Separation (Prämolarisierung) (Abb. 8 b)
– Hemisektion (Abb. 8 c)
– Wurzelamputation und -resektion (Abb. 8 d)

Während dieser Phase soll die Mundhygiene laufend überprüft werden (Kontrolle des PBI). Nach der Parodontalchirurgie muß die Mundhygiene erweitert werden.
Es kommen die Interdental- und Furkationshygiene dazu (*Leu* 1977). Dafür kön-

31

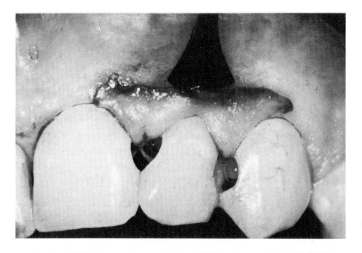

Abb. 5a Externe Gingivektomie Regio 21, 22, 23.

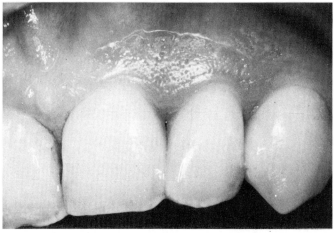

Abb. 5b Status nach Abhei-
lung und konservierender Versorgung.

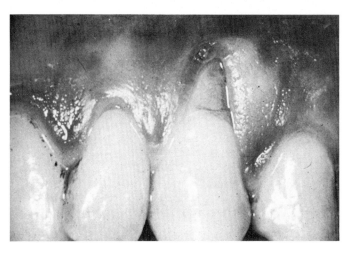

Abb. 6a Gingivale Rezession
Regio 22, 23.

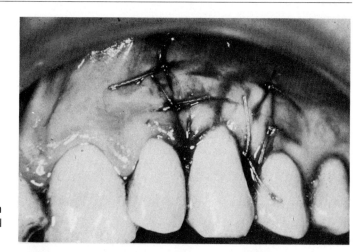

Abb. 6b   Mukoperiostlappen
Regio 22, 23, 24; nach koronal
verschoben und vernäht.

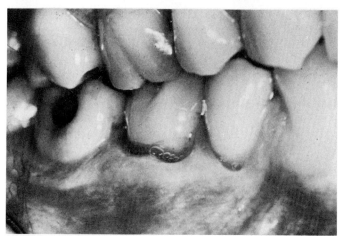

Abb. 7a Breite der Gingiva
propria ($\leqq$ 1mm, 45).

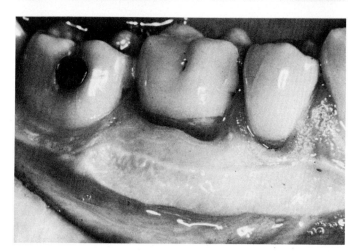

Abb. 7b   Versorgung mit einem
freien Schleimhauttransplantat.

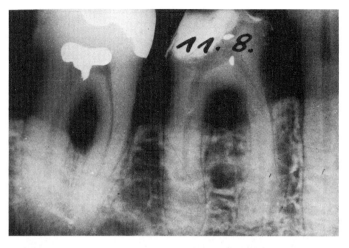

Abb. 8 a   Tunnelierung 47, 46.

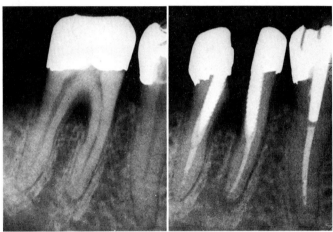

Abb. 8 b   Zahnseparation 46.

nen Zahnseide (*Johnson & Johnson*[®1], *But-ler* „right kind"[®2]), Zahnstocher (*Forster's* Tooth Pick[®3] [*Elite*]), Perio-Pak [*Crescent*[®4]]) und Interdentalbürste (*Esro*[®5], *Jordan*[®6], *Crescent*[®4], *Pacemaker*[®7], Halter: z. B. *Esro*[®5], *Perio-Aid*[®8], *Crescent*[®4]) verwendet werden (Abb. 9 a und b).

1 *Johnson & Johnson*, New Brunswick, N. J. 08903, USA
2 *John O. Butler* Company, Chicago, III 60611, USA
3 *Forster* Mtg. Co., Inc. Wilton, Maine 04294, USA
4 *Crescent* Dental Mfg. Co., Lyons III 60534, USA
5 *Esro* AG, 8037, Zürich, CH
6 *W. Jordan*, WdM, Thranesgate 75, Oslo, Norwegen
7 *Pacemaker Corp.*, P. O. Box 16163, Portland, Oregon 97216, USA
8 *Marquis* Dental Manufacturing Company, 15370 *H. Smith* Road, Aurora, Colorado 80011, USA

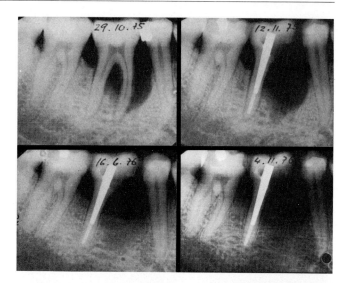

Abb. 8c   Hemisektion 46
(oben links – vorher; oben rechts
– nachher; unten links – nach 7
Monaten; unten rechts – nach 12
Monaten).

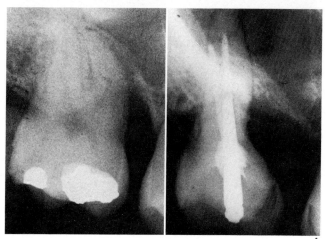

Abb. 8d   Wurzelamputation 17
(links – vorher; rechts – nachher).

7. Ergänzungstherapie

Darunter fallen kleine orthodontische Maßnahmen, temporäre Schienungen etc. (vgl.
Kapitel: Orthodontische Vorbehandlung).

8. Erhaltungsphase

Das erreichte Resultat muß nun erhalten
bleiben. Nach Abschluß der Parodontalbehandlung sollte mit der definitiven prothetischen Versorgung nicht sofort begonnen
werden, sondern eine Ruhephase von drei
bis sechs Monaten eingeschaltet werden. In
der Zwischenzeit soll der Patient durch regelmäßige Kontrollen überwacht werden
(vgl. Kapitel: Patientenbetreuung).

35

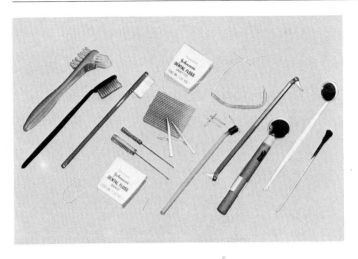

Abb. 9a   Mundhygienehilfsmittel.

Zahnärztliches Institut der Universität Zürich
Abteilung für Kronen- und Brückenprothetik

Datum _____

Empfohlene Mundhygieneartikel

Zahnbürsten	– Lactona multitufted M 39	☐
	– Trisadent bicolor	☐
Zahnseide	– gewachst	☐
	– ungewachst	☐
Interdentalbürstchen	– groß	☐
	– klein	☐
Te-Pe-Zahnstocher		☐
Gummistimulator		☐
Butler Eez-thru		☐
Superfloss TM		☐
Perio-Aid		☐
Esro-Stäbchen		☐
Mundspiegel		☐
Prothesenzahnbürste		☐

Abb. 9 b   Liste der empfohlenen Mundhygieneartikel.

Literaturverzeichnis

1. *Bernimoulin, J. P., und H. R. Mühlemann*
   Bringen die freien Gingivatransplantate neue Fort-schritte? Acta Parodontol, in: Schweiz Mschr Zahnheilk 83, 505, 1973.

2. *Björn, H.*
   Free transplantation gingiva propria. Symposium in Periodontology in Malmö. Odont Revy 14, 323, 1963.

3. *Goldman, H. M., und D. W. Cohen*
   Periodontal therapy. C. V. Mosby Co., St. Louis 1973.

4. *Grupe, H. E., und R. F. Warren*
   Repair of gingival defects by a sliding flap opera-tion. J Periodontol 27, 92, 1956.

5. *Guldener, P. H. A.*
   Hemisektion, Zahnseparation, Wurzelamputation. Schweiz Mschr Zahnheilk 86, 795, 1976.

6. *Harvey, P. M.*
   Management of advanced periodontitis. Part I. – Preliminary report of a method of surgical recon-struction. N Z dent J 61, 180, 1965.

7. *Harvey, P. M.*
   Surgical reconstruction of the gingiva II. – Proce-dures. N Z dent J 66, 42, 1970.

8. *Hurt W. C.*
   Periodontics in general practice. Charles C. Tho-mas Publ., Springfield 1976.

9. *Leu, M.*
   Nachsorge parodontalbehandelter Patienten. Dtsch zahnärztl Z 32, 38, 1977.

10. *Loevdal, A., A. Arno, O. Schei und J. Waerhaug*
    Combined of subgingival scaling and controlled oral hygiene on the incidence of gingivitis. Acta Odont Scand 19, 537, 1961.

11. *Mühlemann, H. R., K. H. Rateitschak und H. H. Renggli*
    Parodontologie. Thieme Verlag, Stuttgart 1975.

12. *Mühlemann, H. R.*
    Individuelle orale Präventivmedizin. Kursschrift, September 1977. Abt. Kariologie, Parodontologie und Präventivzahnmedizin.

13. *Prichard, J. F.*
    Advanced periodontal disease. W. B. Saunders Co., Philadelphia 1972.

14. *Restrepo, O.*
    Coronally repositioned flap: Report of 4 cases. J. Periodontol 44, 564, 1973.

15. *Saxer, U. P., und H. P. Mühlemann*
    Motivation und Aufklärung. Schweiz Mschr Zahn-heilk 85, 905, 1975.

16. *Saxer, U. P., B. Turconi und Ch. Elsässer*
    Patient motivation with the papillary bleeding in-dex. J Prevent Dent 4, 20, 1977.

17. *Schmid, M. O., und W. Mörmann*
    Die subperiostale Vestibulumextension. Schweiz Mschr Zahnheilk 86, 495, 1976.

18. *Schluger S., R. A. Yuodelis und R. C. Page*
    Periodontal disease. Lea & Febiger, Philadelphia, 1977.

19. *Sullivan, H. C., und J. H. Atkins*
    Free autogenous gingival grafts. I. Principles of successful grafting. Periodontics 6, 121, 1968 a.

20. *Sullivan, H. C., und J. H. Atkins*
    Free autogenous gingival grafts III. Utilization of grafts in the treatment of gingival recession. Perio-dontics 6, 152, 1968 b.

21. *Weiss, Th.*
    Transplantate und Implantate in der parodontalen Knochenchirurgie. Eine Literaturübersicht. Acta Parodontol, in: Schweiz Mschr Zahnheilk 86, 103, 1976.

4. Spezielle parodontale Probleme der Kronen- und Brückenrehabilitation

R. Burkart

1. Einleitung

Das Ziel zahnärztlichen Schaffens ist die Erhaltung oder Wiederherstellung der oralen Gesundheit.

Die praktische Erfahrung zeigt jedoch allzuoft Gegenteiliges. Sind doch Überschüsse, falsche Konturierung, schlechte Paßgenauigkeit, rauhe Oberflächen u. a. m. alles Promotoren der parodontalen Zerstörung (*Harvey* und *Hession* 1962; *Waerhaug* 1967, 1968; *Ramfjord* 1974; *Valderhaug* und *Heloe* 1977).

Die Auswirkungen der Kronen- und Brückenrehabilitation auf das Parodont und seine Umgebung sollen im folgenden diskutiert werden.

2. Wechselwirkungen Parodont – Krone

2.1. Geschichte

G. V. Black propagierte 1908 „Extension for prevention" in der Ansicht, die subgingivale Zone sei durch einen antiseptischen Sekretstrom karieshemmend.

Gottlieb erkannte jedoch schon 1925 die Auswirkungen, die diese Maßnahmen haben, und plädierte für supragingivale Präparationsgrenzen.

Löe (1968) trat ganz entschieden für den supragingivalen Restaurationsrand ein, und *Waerhaug* (1968) formulierte dies so: „Extension for prevention of dental caries ‚means' extension for promotion of periodontal disease."

Wenn wir uns die Erkenntnisse der oralen Strukturbiologie (*Schroeder* 1976) vor Augen führen, wird uns erst klar, wie minimal der gingivale Sulkus ist (0,5 mm) und daß die mit der Taschensonde gemessene Resttiefe einen intraepithelialen Riß darstellt (*Mühlemann* et al. 1975). Diese subgingivale Zone ist also ein innergeweblicher Anteil.

Die nachfolgenden klinischen und histologischen Untersuchungen zeigen die Wechselwirkungen zwischen Krone, Brückenzwischenglied und marginaler Gingiva in Abhängigkeit von:

– Material
– Randschluß
– Lage des Kronenrandes
– Form der Krone und des Brückenzwischengliedes

2.2. Kronenmaterial

Die Materialien an sich, sei es Porzellan, Gold oder heißpolymerisierter Kunststoff, üben relativ wenig Reiz auf die marginale Gingiva aus (*Waerhaug* 1953, 1960). Genau geklärt ist dies jedoch noch nicht, denn es ist schwierig zu unterscheiden zwischen dem Einfluß der Materialien an sich und dem Einfluß der am Material haftenden Beläge (*Renggli* 1974). Das heißt, daß die

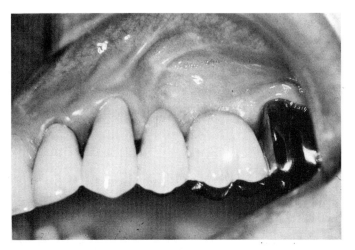

Abb. 1 a Rekonstruktion mit subgingivalen Restaurationsrändern.

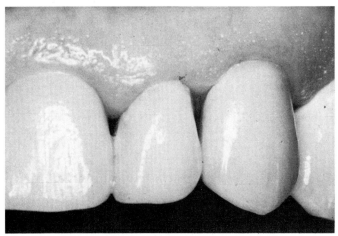

Abb. 1 b Rekonstruktion mit Restaurationsrändern auf Gingivahöhe.

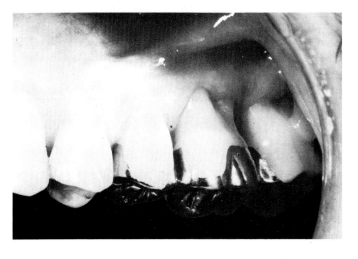

Abb. 1 c Rekonstruktion mit supragingivalen Restaurationsrändern.

Oberflächenbeschaffenheit eine ganz entscheidende Rolle spielt. So haftet angerauhten Oberflächen im Approximalraum eindeutig mehr Plaque an, und diese bewirkt eine marginale Gingivitis (*Waerhaug* 1953, 1956 b, *Löe* 1968, *Mörmann* et al. 1974, *Ramfjord* 1974, *Renggli* 1974, *Wise* und *Dykema* 1975).

Die positive Korrelation zwischen Plaque und Gingivitis ist heute unumstritten (*Löe* et al. 1965). Ungünstig auf die parodontalen Strukturen wirkt sich auch der Zinkphosphatzement aus, wie *Waerhaug* (1953) und andere zeigten.

2.3. Randschluß

Es ist zu beachten, daß ein Spalt von 70–500 Mikron zwischen Restaurationsrand und Zahn besteht, in dem sich der oben erwähnte Zement befindet.

Dieser ergibt eine Oberfläche, die mehrere Quadratmillimeter betragen kann (*Silness* und *Hegdahl* 1970). Die Möglichkeit zur Plaqueretention ist hier natürlich besonders groß und für jegliche Mundhygienemaßnahme unzugänglich, wenn der Rand subgingival liegt. *Björn* und Mitarbeiter (1970) zeigten, daß der Randschluß in bis zu 80 % der untersuchten Fälle zu wünschen übrigließ und deshalb immer Entzündungsreaktionen der Gingiva zu erwarten sind (*Trott* und *Sherkatt* 1964, *Löe* 1968, *Karlsen* 1970, *Gilmore* 1971, *Glyn* 1972, *Renggli* 1972, 1974).

2.4. Lage des Kronenrandes

Es gibt drei Möglichkeiten, den Kronenrand zu plazieren:

1. subgingival (Abb. 1 a)
2. auf der Höhe der Gingiva (Abb. 1 b)
3. supragingival (Abb. 1 c)

2.4.1. Subgingivaler Kronenrand

Der subgingivale Kronenrand bewirkt eine signifikante Erhöhung des Papillenblutungs-/Gingivitisindexes (*Mörmann* et al. 1974, *Renggli* 1974, *Valderhaug* und *Heloe* 1977, *Strub* und *Belser* 1978). Die Plaqueretention überkronter Zähne gegenüber nicht überkronten Kontrollzähnen ist ohne Unterschied, wobei jedoch festgehalten werden muß, daß der subgingivale Bereich ungenügend beurteilt werden kann (*Silness* 1970 a, *Newcomb* 1974, *Mörmann* et al. 1974, *Renggli* 1974, *Strub* und *Belser* 1978). *Renggli* (1974) hat die subgingivale Zone an herausnehmbaren Goldgußfüllungen geprüft und an angerauhten Goldrändern signifikant mehr Plaque gefunden als an polierten.

2.4.2. Der Kronenrand auf der Höhe der Gingiva

Der Kronenrand auf der Höhe der Gingiva wird nur von *Marcum* (1967) als optimal empfohlen. *Valderhaug* und *Heloe* (1977) und viele andere Autoren fanden keinen Unterschied zwischen diesem und dem supragingivalen Abschluß.

2.4.3. Supragingivaler Kronenrand

Der supragingivale Kronenrand wird fast ausnahmslos empfohlen (*Gottlieb* 1925, *Waerhaug* 1960, 1968, *Wheeler* 1961, *Löe* 1968, *Silness* 1970 a, b, c, *Richter* und *Hiroshi* 1973, *Newcomb* 1974, *Mörmann* 1974, *Ramfjord* 1974, *Leon* 1977, *Nyman* 1977, *Valderhaug* und *Heloe* 1977, *Strub* und *Belser* 1978) (Abb. 2 a bis c).

Da kein Unterschied hinsichtich Plaqueakkumulation und Entzündung an der marginalen Gingiva bei supragingivalen Kronenrändern gegenüber Kontrollzähnen besteht,

Silness 1970

Gruppe I	Keine MH-Instruktion Vollkronen Subgingivale (M I = 3) Ränder	71 Kronen 71 Kontrollzähne
Gruppe II	MH-Instruktion Vollkronen Subgingivale (M I = 3) Ränder	57 Kronen 57 Kontrollzähne
Gruppe III	MH-Instruktion Vollkronen Supra-/Gingivale (M I $\leqq$ 2) Ränder	42 Kronen 42 Kontrollzähne
Gruppe IV	MH-Instruktion Teilkronen Supra-/Gingivale (M I $\leqq$ 2) Ränder	72 Kronen 72 Kontrollzähne

Abb. 2a Untersuchung des oralen Gesundheitszustandes bei Patients mit rekonstruierten und Kontrollzähnen (*Silness* 1970).

Table II

Distribution of retainers on anterior teeth (incisors and canines) (A), premolars (P) and molars (M).

	A	P	M	Total
Group I	24 (33.8)*	31 (43.7)	16 (22.5)	71 (100.0)
Group II	33 (57.9)	18 (31.6)	6 (10.5)	57 (100.0)
Group III	32 (76.2)	7 (16.7)	3 (7.1)	42 (100.0)
Group IV	41 (57.0)	24 (33.3)	7 (9.7)	72 (100.0)

*) The figures within parenthesis are percentages.

Abb. 2b Verteilung der Restaurationen. A = Front- und Eckzähne, P = Prämolaren und M = Molaren (*Silness* 1970).

Table III
Mean Plaque Index, Gingival Index, Pocket Depth and Correlation
Coefficients in Instructed and Non-instructed Groups.

Group	Abutment teeth								Control teeth							
	Plaque Index		Gingival Index		Pocket Depth		Correl. Coeff.		Plaque Index		Gingival Index		Pocket Depth		Correl. Coeff.
	Mean	SE	Mean	SE	Mean	SE	PlI/GI	Mean	SE	Mean	SE	Mean	SE	PlI/GI		
I	1.93	0.04	1.63	0.04	3.01	0.05	0.71	1.68	0.04	1.44	0.04	2.87	0.05	0.78		
II	1.72	0.05	1.50	0.06	2.82	0.06	0.67	1.29	0.06	1.16	0.06	2.66	0.07	0.73		
III	1.15	0.07	1.04	0.07	2.56	0.06	0.65	1.08	0.07	0.97	0.07	2.55	0.06	0.73		
IV	1.27	0.06	1.02	0.04	2.52	0.04	0.74	1.31	0.06	1.07	0.05	2.60	0.06	0.82		

Abb. 2c   Durchschnittlicher Plaque- und Gingivalindex, Taschentiefe/Korrelation zwischen mundhygieneinstruierten und nichtinstruierten Gruppen (*Silness* 1970).

reicht 1 mm angewachsene Gingiva (*Lang* und *Löe* 1972), um Irritationen zu vermeiden.

2.4.4. Ausnahmesituationen

Es wird aber von vielen Autoren (*Glickman* 1964, *Ramfjord* 1974, *Sternberg* und *Marshall* 1976, *Goldstein* 1976) anerkannt, daß es Gründe für den subgingivalen Kronenrand gibt (Abb. 3a und b):

1. bestehende Karies,
2. bestehende subgingivale Füllungen,
3. bestehende alte subgingivale Präparationsgrenzen,
4. Zahnfrakturen,
5. Ästhetik,

soweit durch parodontalchirurgische Maßnahmen nicht supragingivale Präparationsränder erreicht werden können.
Es sollten jedoch folgende Empfehlungen

(*Sternberg* und *Marshall* 1976) eingehalten werden:

1. Wenn immer möglich, bleibe supragingival.
2. Wenn subgingival, dann:
   a) parodontale Therapie vor der Präparation
   b) erst nach 8–12 Wochen definitive Präparation
   c) minimale Konturierung im Sulkusbereich
   d) maximal 0,5 mm subgingival

Mangelnde Retention bei konventioneller Präparation ist keine Indikation für das subgingivale Verlegen des Kronenrandes, da uns mit Stiftchen, Rillen und ähnlichem besser Mittel zur Verfügung stehen (*Herlands* et al. 1962, *Ramfjord* 1974). Sind wenig Pfeilerzähne vorhanden (Fliegerbrücken), dann soll eher die Vollkrone als die Teilkrone angewendet werden (*Nyman* 1977). Kariesprophylaxe ist kein Grund, den Kronenrand unter die Gingiva zu legen, denn

43

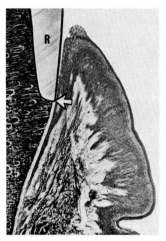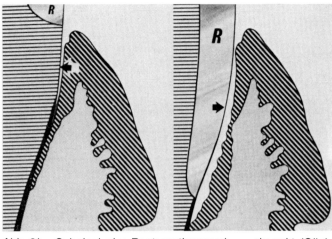

Abb. 3a Subgingivaler Re-
staurationsrand = korrekt
(*Glickman* 1964).

Abb. 3b Subgingivaler Restaurationsrand = unkorrekt (*Glickman* 1964).

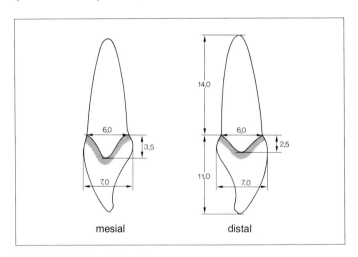

mesial   distal

Abb. 4 Zervikale Kronenkontur
und interproximale Schmelz-
Zement-Grenze (*Wheeler* 1961).

der angestrebte Kariesschutz ist nicht bewiesen (*Valderhaug* 1972), und wir sind
heute in der Lage, Karies wirksamer zu be-
kämpfen.

2.5. Äußere Form der Krone und des Brückenzwischengliedes

Der Einfluß der Kronenform auf die marginale Gingiva ist noch nicht restlos geklärt
(*Wheeler* 1961, *Ramfjord* 1974, *Renggli*

1974). Klinische Beobachtungen zeigten,
daß sich vor allem Überkonturierung
schlecht auf das marginale Parodont aus-
wirkt (*Herlands* et al. 1962, *Morris* 1962,
Schärer 1968, *Perel* 1971, *Yuodelis* et al.
1973, *Ramfjord* 1974, *Wagman* 1977).
Da Brückenzwischenglieder nicht nur prothetischer Platzhalter, sondern auch funktioneller Zahnersatz sein sollten, darf die
physiologische Stimulation der Gingiva
(durch Zunge, Wange und Lippe) nicht be-

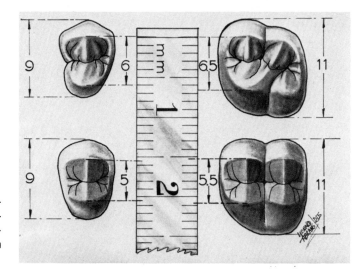

Abb. 5a Größenverhältnis zwischen der oro-fazialen Kronenkontur von natürlichen und restaurierten Oberkieferzähnen (*Goldman* und *Cohen* 1973).

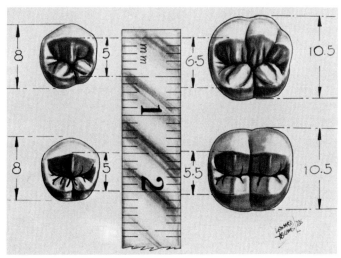

Abb. 5b Größenverhältnis zwischen der oro-fazialen Kronenkontur von natürlichen und restaurierten Unterkieferzähnen (*Goldman* und *Cohen* 1973).

hindert werden (*Morris* 1962, *Motsch* 1968). Das Impaktieren des Speisebreis (*Herlands* et al. 1962, *Morris* 1962, *Gould* und *Picton* 1966) und vermehrte Plaqueretention (*Yuodelis* et al. 1973, *Ramfjord* 1974, *Valderhaug* und *Heloe* 1977) sollten vermieden werden.

Die Selbstreinigung wird durch unsere moderne Ernährungsweise in Frage gestellt (*Birch* 1968, *Lindhe* und *Wicén* 1969).

2.5.1. Zervikale Kontur

Wie schon erläutert, sollte der Kronenrand supragingival liegen, weil der Zervikalbereich nur sehr schwer anatomisch korrekt wiederherzustellen ist (*Wheeler* 1961, *Yuodelis* et al. 1973).

Jegliche Überkonturierung wirkt sich ungünstig aus (Abb. 4).

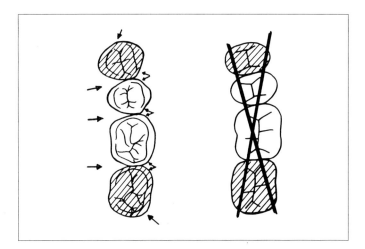

Abb. 6   Interproximale Kronenkontur.

2.5.2. Orofaziale Kontur

Es sollte eine Wiederherstellung der früheren Form angestrebt werden (*Morris* 1962). Abrupt wechselnde Konkavitäten/Konvexitäten sind zu vermeiden (*Wagman* 1977).

Bei Verlängerung der klinischen Krone durch parodontalchirurgische Eingriffe soll der okklusale Bereich (und nur dieser!) eingeengt werden. Eine Abflachung der Höckerabhänge vermindert zusätzlich eine extraaxiale Belastung (*Herlands* et al. 1962, *Goldman* und *Cohen* 1973, *Wagman* 1977) (Abb. 5 a und b).

2.5.3. Interproximale Kontur

Der Interproximalkontakt soll das Impaktieren des Speisebreis verhindern und die Zähne gleichzeitig untereinander stabilisieren (*Wheeler* 1961, *Motsch* 1968) (Abb. 6). Fehlender Kontakt bewirkt papilläre Entzündungen (*Gould* und *Picton* 1966, *Alexander* 1968), dies jedoch nur, wenn Speisereste eingeklemmt werden (*Ramfjord* 1974). Der Kontaktpunkt (Kontaktfläche!) sollte deshalb satt sein und im okklusalen Drittel gestaltet werden (*Pilot* 1972, *Ramfjord* 1974). Durch genügendes Platzschaffen während der Präparation kann der In-

terproximalraum anatomisch korrekt wiederhergestellt werden, ohne daß die Papille gequetscht wird. Es sollte auch darauf geachtet werden, daß er mit den gebräuchlichen Hygienehilfsmitteln saubergehalten werden kann (*Schärer* 1968, *Silness* und *Ohm* 1973, *Ramfjord* 1974).

Provisorisches Tragen der definitiven Kronen oder Brücken gibt die beste Auskunft über korrekten Interdentalraum (*Herlands* et al. 1962).

2.5.4. Brückenzwischenglieder

Brückenzwischenglieder ersetzen fehlende Zähne und sind auch als solche zu gestalten. Es gelten hinsichtlich Okklusalfläche, Seitenfläche und Interproximalfläche dieselben Regeln wie für die Kronengestaltung (*Stein* 1966, *Schärer* et al. 1974) (Abb. 7).

2.5.4.1. Brückenzwischenglieder ohne gingivale Auflage

Im distalen Bereich des Unterkiefers werden Zwischenglieder als Barren gestaltet, d. h. ohne gingivale Auflage (Abb. 8 a und b). Dies ermöglicht eine optimale Reinigung und verhindert eine Irritation der Gingiva

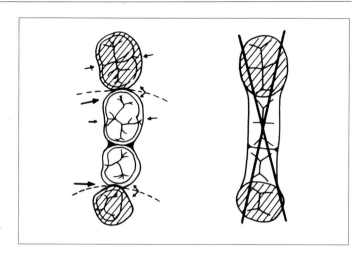

Abb. 7 Gestaltung von Brük-
kenzwischengliedern.

(*Silness* 1973). Wichtig ist, daß einzelne Zahnindividuen ausgeformt werden und die Unterseite kantig gestaltet wird (im Querschnitt herzförmig). Diese Kante folgt der Kammlinie in einem Abstand von ungefähr 2,5 mm (*Schärer* et al. 1974).

2.5.4.2. Brückenzwischenglieder mit gingivaler Auflage (Abb. 9 a und b)

Als Auflage für fixe Brückenzwischenglieder kommt nur die unbewegliche Gingiva in Frage.

Sie muß vorgängig, wenn nötig, durch interne Keilexzisionen anatomisch günstig modelliert werden (*Stein* 1966, *Goldman* und *Cohen* 1973, *Goldstein* 1976). Externe Gingivaplastik hilft meist nur momentan. Die ursprüngliche Dicke etabliert sich wieder und führt zu Ulzerationen (*Stein* 1966). Die Gewebearchitektur sollte so gestaltet werden, daß ein ideales Zwischenglied adaptiert werden kann. Es soll also die gingivale Zone dem Brückenkörper angepaßt werden und nicht umgekehrt. Die Situation soll vorgängig am Modell studiert und Korrekturen sollen in den Mund übertragen werden. *Stein* (1966) hatte gezeigt, daß leider 95% aller untersuchten Zwischenglieder klinische Entzündungszeichen an der Kontaktstelle hervorriefen.

Es ist weiter zu beachten, daß Gewebskontakte im Seitenzahnbereich punktförmig (*Stein* 1966) und im Frontzahngebiet linienförmig sind (*Stein* 1966, *Schärer* et al. 1974, *Goldstein* 1976) (Abb. 9 a und b). Der Unterkörper soll annähernd ovoid gehalten werden. Eine glatte Oberfläche vermindert Plaqueansammlungen (*Stein* 1966, *Silness* 1974). Provisorisches Einsetzen der Brücken enthüllt allfällige Gewebereizungen (*Herlands* et al. 1962, *Stein* 1966) und ermöglicht eine Korrektur.

3. Furkationen

Wenn durch gewebliche Destruktion Retentionsstellen für anhaftende Plaque, die durch Selbstbehandlung nicht entfernt werden kann, entstanden sind, muß durch parodontalchirurgische Maßnahmen eine Situation geschaffen werden, die der Patient wieder selbst beherrschen kann (*Nyman* und *Lindhe* 1976). Solche retinierenden Wurzeloberflächen sind bei Furkationen anzutreffen.

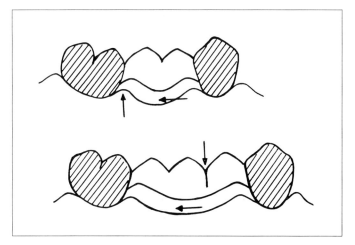

Abb. 8a Brückenzwischenglied ohne gingivale Auflage (Schema).

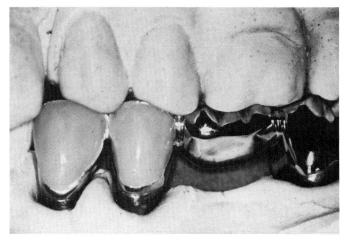

Abb. 8b Brückenzwischenglied ohne gingivale Auflage (Klinik).

3.1. Klassifikationen der Furkationen

(*Staffileno* 1969, *Hamp* et al. 1975, *Basaraba* 1977)

Klasse I
- Beginnender Rückzug des fazialen/oralen oder approximalen Knochens (<3 mm)
- Kein interradikulärer Knochenabbau

Klasse II
- Horizontaler Knochenbau >3 mm
- Eröffnung des interradikulären Raumes nach fazial/oral oder approximal

- nicht durchgehend

Klasse III

Durchgehende Eröffnung des interradikulären Raumes von fazial nach oral und/oder approximal

3.2. Ätiologie

Es kommen folgende ätiologische Faktoren in Frage:

- Plaqueretention (*Nyman* und *Lindhe* 1976)

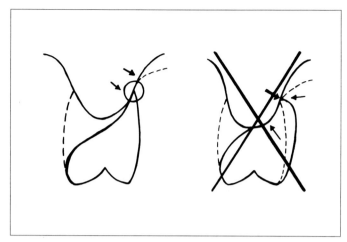

Abb. 9a Brückenzwischenglied
mit gingivaler Auflage (Schema).

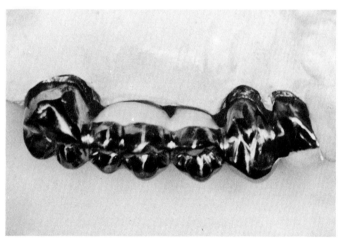

Abb. 9b Brückenzwischenglied
mit gingivaler Auflage (Klinik).

– akkzessorische Pulpakanäle (*Guldener* 1976, *Basaraba* 1977)
– zervikale Schmelzfortsätze (*Swan* 1976, *Basaraba* 1977)
– okklusales Trauma (*Basaraba* 1977) in Kombination mit Entzündung (*Nyman* 1977)

3.3. Therapiemöglichkeiten

(*Basaraba* 1969, 1977, *Saxe* und *Carman* 1969, *Staffileno* 1969, *Nyman* und *Lindhe* 1976)

Klasse I

– Zahnsteinentfernung
– Kürettage
– Wurzelglättung ⎫
– Odontoplastik ⎬ Zugang durch
– Osteoplastik ⎭ Lappenoperation

Klasse II und III

– Tunnelierung
– Zahnseparation
– Wurzelamputation
– Hemisektion
– Extraktion

49

3.4. Indikationen und Kontraindikationen für Wurzelamputation, Zahnseparation und Hemisektion bei Klasse-III-Furkationen

(*Basaraba* 1969, 1977, *Saxe* und *Carman* 1969, *Guldener* 1976)

3.4.1. Indikationen

1. Starker vertikaler Knocheneinbruch um eine/zwei Wurzel(n), wobei die verbleibende(n) eine/zwei Wurzel(n) noch genügend vom Knochen umgeben ist (sind)
2. Interproximale Knochenresorption mit sehr engen Zwischenräumen, die nicht saubergehalten werden können
3. Wurzelkaries
4. Nicht behandelbare apikale, parodontale Läsionen einer oder zweier Wurzeln bei mehrwurzeligen Brückenpfeilern
5. Fraktur einer Wurzel bei mehrwurzeligen Zähnen
6. Mukogingivale Probleme
7. Endodontisch nicht behandelbare Wurzeln

3.4.2. Kontraindikationen

1. Allgemeinmedizinische oder ökonomische Gründe
2. Ungenügende Mundhygiene
3. Ungenügend verbleibender Knochen
4. Wurzelfusionen
5. Endodontisch nicht behandelbare zu erhaltende Wurzel
6. Schlechte Wurzelanatomie
7. Gefährdung der Nachbarwurzeln

3.5. Faktoren, die die zu entfernende Wurzel bestimmen

(*Staffileno* 1969, *Hamp* et al. 1975, *Nyman* und *Lindhe* 1976, *Basaraba* 1977)

– Beziehung zum Nachbarzahn

– Form der Wurzel
– resultierende Form
– Zugänglichkeit für Mundhygieneinstrumente
– vorhandener Knochen
– intermaxilläre Beziehung
– axiale Belastungsverhältnisse
– endodontische Verhältnisse

3.6. Technisches Vorgehen bei Wurzelentfernung und Zahnseparation

(*Basaraba* 1969, 1977, *Klavan* 1975, *Nyman* und *Lindhe* 1976, *Guldener* 1976, *Gerstein* 1977)

3.6.1. Endodontische Vorbehandlung

– Wenn möglich: Guttakondensation
– Bei zu resezierenden Wurzeln nur bis zum mittleren Drittel abfüllen
– Kanaleingänge mit Amalgam oder Komposit abdichten

3.6.2. Chirurgisches Vorgehen

1. Hemisektion:

– Trennen innerhalb der zu extrahierenden Zahnhälfte
– Präparation
– Extraktion mit Zange
– Rekonturieren des Knochens
– Adaptation der Gingiva

2. Zahnseparation:

– Präparation wie zweite Prämolaren, wobei der interradikuläre Raum erweitert wird

3. Wurzelamputation:

– Mukoperiostlappen (fazial und oral)
– Resektion
– Kürettage, Osteoplastik
– Reposition des Mukoperiostlappens

50

3.6.3. Temporäre Schienung

3.6.4. Definitive Rekonstruktion

Beachte:

Wenn durch Extraktion eine parodontal, mundhygienetechnisch und finanziell günstigere Lösung erzielt werden kann, ist sie vorzuziehen.

3.7. Transplantate/Implantate

Jegliche Art der Transplantate oder Implantate (autologe, allogene, xenogene oder alloplastische) haben bei Furkationen wenig Erfolg, da wir es im besten Falle mit einer zweiwandigen Knochentasche zu tun haben (*Mühlemann* et al. 1975, *Weiss* 1976, *Gaberthüel* und *Strub* 1977, *Strub* und *Gaberthüel* 1977).

4. Ästhetik

Parodontalchirurgische Maßnahmen können im Frontzahngebiet ästhetisch und phonetisch ungünstige Verhältnisse schaffen.

Es resultieren:

– lange klinische Kronen
– weit offene Interdentalräume
– entblößte Wurzeloberflächen
– gut sichtbare Kronenränder bestehender Kronen- und Brückenarbeiten

Da der Patient ein Anrecht hat auf eine ästhetisch akzeptable Frontgestaltung, müssen hier, falls gewünscht, Kompromisse eingegangen werden (*Ramfjord* 1974):

– Kürzen der klinischen Kronen und leichte Überkonturierung approximal, wobei der Zugang von oral zur Reinigung günstig geformt werden muß (*Stein* 1966, *Goldstein* 1976)

– Verlegung des Kronenrandes minimal (0,5 mm) in den gingivalen Sulkus und intensives Mundhygieneprogramm (*Waerhaug* 1953, *Glickman* 1964, *Ramfjord* 1974, *Belser* und *Strub* 1978)
– Anwendung der Vorhangoperation (*Frisch* et al. 1967, *Goldstein* 1976).
– Temporäre Behelfe mit abnehmbaren Zahnfleischmasken (*Goldstein* 1976, *Jaggers* 1976, *Saari* 1976).
– Kronenränder und gingivale Anteile des Brückenzwischengliedes aus rosarotem Porzellan (*Goldstein* 1976).

Abnehmbare Lösungen können in manchen Fällen günstigere Resultate erzielen (*Amsterdam* und *Abrams* 1973, *Schluger* et al. 1976).

5. Schlußfolgerungen

Die Kronen- und Brückenrehabilitation ist vom parodontologischen Gesichtspunkt aus in jedem Falle problematisch. Es sollten deshalb so wenige Zähne wie möglich überkront werden. Der Rand sollte womöglich supragingival liegen und der Randspalt nur minimal sein. Jegliche Überkonturierung muß vermieden werden und Gewebskontakte sollten entzündungsfrei bleiben. Durch provisorisches Tragen der definitiven Kronen oder Brücken kann dies überprüft werden. Kronen- und Brückenrekonstruktionen müssen so gestaltet sein, daß der Patient durch mundhygienetechnische Maßnahmen die einmal erreichte dentale und parodontale Gesundheit erhalten kann.

Literaturverzeichnis

1. *Alexander, A. G.*
   Periodontal aspects of conservative dentistry. Brit Dent J 125, 111, 1968.

2. *Amsterdam, M., und L. Abrams*
   Periodontal prosthesis. In: *Goldman, H., und D. Cohen:* Periodontal therapy. C. V. Mosby Co., 5. Aufl., St. Louis 1973.

3. *Basaraba, N.*
   Root amputation and tooth hemisection. Dent Clin North 13, 121, 1969.

4. *Basarba, N.*
   Furca invasions. In: Schluger, S., R. A. Yuodelis und R. C. Page; Periodontal disease. Lea & Febiger, Philadelphia 1977.

5. *Birch, R. H.*
   Tracer biscuits and debris retention. Brit Dent J 124, 267, 1968.

6. *Björn, A. L., H. Björn und B. Grkovic*
   Marginal fit of restorations and its relation to periodontal bone level. Part II: Crowns. Odont Revy 21, 337, 1970.

7. *Black, G. V.*
   Operative Dentistry, Vol. I. Medico-Dental publishing Co., Chicago 1908.

8. *Frisch, J., R. A. Jones und S. N. Bhaskar*
   Conservation of maxillary anterior esthetics: A modified surgical approach. J Periodontol 38, 11, 1967.

9. *Gaberthüel, T. W., und J. R. Strub*
   Treatment of periodontal pockets with tricalcium phosphate in man. Helv Odont Acta, in: Schweiz Mschr Zahnheilk 87, 809, 1977.

10. *Gerstein, K. A.*
    The role of vital root resection in periodontics. J Periodontol 48, 478, 1977.

11. *Gilmore, N., und A. Sheiham*
    Overhanging dental restorations and periodontal disease. J Periodontol 42, 8, 1971.

12. *Glickman, I.*
    Clinical periodontology, W. B. Saunders Co., 3. Aufl., Philadelphia 1964.

13. *Glyn, J. C.*
    The success rate of anterior crowns. Brit Dent J, 132, 399, 1972.

14. *Goldman, H., und D. Cohen*
    Periodontal therapy. C. V. Mosby Co., 5. Aufl., St. Louis 1973.

15. *Goldstein, R. E.*
    Esthetics in dentistry. J. B. Lippincott Co., Philadelphia 1976.

16. *Gould, M. S., und D. C. Picton*
    The relation between irregularities of teeth and periodontal disease. Brit Dent J 121, 20, 1966.

17. *Gottlieb, B.*
    Schmutzpyorrhoe, Parodontalpyorrhoe und Alveolaratrophie. Urban & Schwarzenberg, Berlin 1925.

18. *Guldener, P. H. A.*
    Hemisektion, Zahnseparation, Wurzelamputation. Schweiz Mschr Zahnheilk 86, 795, 1976.

19. *Hamp, S. E., S. Nyman und J. Lindhe*
    Periodontal treatment of multirooted teeth. J Clin Periodontol 2, 126, 1975.

20. *Harvey, B. L. C., und R. W. Hession*
    The effects of faulty operative techniques on the periodontal tissues. Austral Dent J 7, 228, 1962.

21. *Herlands, R. E., J. J. Lucca und M. L. Morris*
    Forms, contours and extensions of full coverage restorations in occlusal reconstruction. Dent Clin North Amer 3, 147, 1962.

22. *Hurt, W. C.*
    Periodontics in general practice. Charles C. Thomas Publ., Springfield 1976.

23. *Jaggers, J. H.*
    Pseudogingival prothesis following periodontal surgery. J Prosth Dent 35, 472, 1976.

24. *Karlsen, K.*
    Gingival reactions to dental restorations. Acta Odont Scand 28, 898, 1970.

25. *Klavan, B.*
    Clinical observation following root amputation in maxillary molar teeth. J Periodontol 46, 1, 1975.

26. *Lang, N. P., und H. Löe*
    The relationship between the width of keratinized gingiva and gingival health. J Periodontol 43, 623, 1972.

27. *Leon, A. R.*
    The periodontium and restorative procedures. J Oral Rehabil 4, 105, 1977.

28. *Lindhe, J., und P. O Wicén*
    The effects on the gingiva of chewing fibrous food. J Periodontol Res 4, 193, 1969.

29. *Löe H., E. Theilade und S. B. Jensen*
    Experimental gingivitis in man. J Periodontol 36, 177, 1965.

30. *Löe, H.*
Reactions of marginal periodontal tissues to restorative procedures. Int Dent J 18, 759, 1968.

31. *Mannerberg, F.*
Gingival changes following porcelain crown therapy. Odont Revy 22, 155, 1971.

32. *Marcum, J. S.*
The effect of crown marginal depth upon gingival tissue. J Prosth Dent 17, 479, 1967.

33. *Mörmann, W., B. Regolati und H. H. Renggli*
Gingival reaction to well fitted subgingival proximal gold inlays. J Clin Periodontol 1, 120, 1974.

34. *Morris, M. L.*
Artificial crown contours and gingival health. J Prosth Dent 12, 1146, 1962.

35. *Motsch, A.*
Die Approximalfüllung, ein karies- und parodontalprophylaktisches Problem. Dtsch zahnärztl Z 23, 83, 1968.

36. *Mühlemann, H. R., K. H. Rateitschak und H. H. Renggli*
Parodontologie. Thieme Verlag, Stuttgart 1975.

37. *Newcomb, G. M.*
The relationship between the location of subgingival crown margins and gingival inflammation. J Periodontol 45, 151, 1974.

38. *Nyman, S.*
Parodontale Rehabilitation. Seminar, September 1977, Zürich.

39. *Nyman, S., und J. Lindhe*
Prosthetic rehabilitation of patients with advanced periodontal disease. J Clin Periodontol 3, 135, 1976.

40. *Nyman, S., und J. Lindhe*
Considerations in the treatment of patients with multiple teeth with furcation involvements. J Clin Periodontol 3, 4, 1976.

41. *Perel, M. L.*
Axial crowns contours. J Prosth Dent 25, 642, 1971.

42. *Pilot, T.*
Morphology of the interdental papillae during restorative dentistry procedures. Netherl Dent J 79, Suppl 7, 1972.

43. *Ramfjord, S. P.*
Periodontal aspects of restorative dentistry. J Oral Rehabil 1, 107, 1974.

44. *Renggli, H. H.*
Auswirkungen subgingivaler approximaler Füllungsränder auf dem Entzündungsgrad der benachbarten Gingiva. Schweiz Mschr Zahnheilk 84, 1, 1974. Schweiz Mschr Zahnheilk 84, 181, 1974.

45. *Renggli, H. H.*
Reaktion der Gingiva auf überhängende Füllungsränder. Dtsch zahnärztl Z 27, 322, 1972.

46. *Richter, W. A., und U. Hiroshi*
Relationship of crown margin placement to gingival inflammation. J Prosth Dent 30, 156, 1973.

47. *Saari, J. T.*
The periodontal work-up II. In: *Hurt, W. C.:* Periodontics in general practice. Charles C. Thomas Publ., Springfield 1976.

48. *Saxe, S. R., und D. K. Carman*
Removal or retention of molar teeth: The problem of the furcation. Dent Clin North Amer 13, 783, 1969.

49. *Schärer, P.*
Probleme bei der Überkronung parodontal-chirurgisch behandelter Zähne. Schweiz Mschr Zahnheilk 78, 776, 1968.

50. *Schärer, P.*
Kronen- und Brückenprothetik. Fortbildungskurs, St. Moritz 1974.

51. *Schluger, S., R. A. Yuodelis und R. C. Page*
Periodontal disease. Lea & Febiger, Philadelphia 1976.

52. *Schroeder, H. E.*
Orale Strukturbiologie. Thieme Verlag, Stuttgart, 1976.

53. *Silness, J.*
Periodontal conditions in patients treated with dental bridges. J Periodontol Res 5, 60, 1970 a.

54. *Silness, J.*
Periodontal conditions in patients treated with dental bridges. II: The influence of full and partial crowns on plaque accumulation, develepment of gingivitis and pocket formation. J Periodontol Res 5, 219, 1970 b.

55. *Silness, J.*
Periodontal conditions in patients treated with dental bridges. III: The relationship between the location of the crown margin and the periodontal condition. J Periodontol Res 5, 225, 1970 c.

56. *Silness, J., und T. Hegdahl*
Area of the exposed phosphate cement surfaces in fixed restorations. Scand J dent Res 78, 163, 1970.

57. *Silness, J., J. Hunsbeth und B. Figenschou*
Effects of tooth loss on the periodontal condition of neighbouring teeth. J Periodontol Res 8, 237, 1973.

58. *Silness, J.*
Periodontal conditions in patients treated with dental bridges. IV: The relationship between the pontic and periodontal condition of the abutment teeth. J Periodontol Res 9, 50, 1974.

59. *Silness, J., und E. Ohm*
Periodontal conditions in patients treated with dental bridges. V: Effects of splinting adjacent abutment teeth. J Periodontol Res 9, 121, 1974.

60. *Staffileno, H. J.*
Surgical management of the furca invasion. Dent Clin North Amer 13, 103, 1969.

61. *Stein, R. S.*
Pontic-residual ridge relationship: a research report. J Prosth Dent 16, 251, 1966.

62. *Sternberg, V. M., und H. Marshall*
Biological basis for placement of crown margin. N. V. State Dent J 42, 608, 1976.

63. *Strub, J. R., und U. C. Belser*
Parodontalzustand bei Patienten mit kronen- und brückenprothetischem Ersatz. Acta Parodontol, in: Schweiz Mschr Zahnheilk 88, 569, 1978.

64. *Strub, J. R., und T. W. Gaberthüel*
Sind allogene Spongiosaimplantate praxisreif? Schweiz Mschr Zahnheilk 87, 648, 1977.

65. *Swan, R. H., und W. C. Hurt*
Cervical enamel projections as an etiologic factor in furcation involvement. J Amer Dent Ass 93, 342, 1976.

66. *Trott, J. R., und A. Sherkat*
Effect of class II amalgam restorations on health of the gingiva: a clinical survey. J Can Dent Ass 30, 766, 1964.

67. *Valderhaug, J.*
Prepareringsgrensens beliggenhet krone/brosynspunkter. Norske Tannlaegeforenings Tidende 82, 386, 1972.

68. *Valderhaug, J., und L. A. Heloe*
Oral hygiene in a group of supervised patients with fixed prostheses. J Periodontol 48, 221, 1977.

69. *Waerhaug, J.*
Tissue reactions around artificial crowns. J Periodontol 24, 172, 1953.

70. *Waerhaug, J.*
Effect of zinc phosphate cement fillings on gingival tissues. J Periodontol 27, 284, 1956 a.

71. *Waerhaug, J.*
Effect of rough surfaces upon gingival tissues. J Dent Res 35, 323, 1956 b.

72. *Waerhaug, J.*
Histologic considerations which govern where the margin of restorations should be located in relation to the gingiva. Dent Clin North Amer 16, 1960.

73. *Waerhaug, J.*
Current basis for prevention of periodontal disease. Int Dent J 17, 267, 1967.

74. *Waerhaug, J.*
Periodontology and partial prothesis. Int Dent J 18, 101, 1968.

75. *Wagman, S. S.*
The role of coronal contour in gingival health. J Prosth Dent 37, 280, 1977.

76. *Weiss, Th.*
Transplantate und Implantate in der parodontalen Knochenchirurgie – eine Literaturübersicht. Schweiz Mschr Zahnheilk 5, 103, 1976.

77. *Wheeler, R. C.*
Complete crown form and the periodontium. J Prosth Dent 11, 722, 1961.

78. *Wise, M. D., und R. W. Dykema*
The plaque-retaining capacity of four dental materials. J Prosth Dent 33, 178, 1975.

79. *Yuodelis, R. A., J. D. Weaver und S. S. Sapkos*
Facial and lingual contours of artificial complete crown restorations and their effects on the periodontium. J Prosth Dent 29, 61, 1973.

5. Orthodontische Vorbehandlung

P. Kälin

1. Einleitung

Die weitverbreitete Meinung von seiten der Patienten wie auch von vielen Zahnärzten, daß eine orthodontische Behandlung nach Abschluß des skelettalen Wachstums nicht mehr möglich sei, kann anhand der heutigen Literatur widerlegt werden. Im allgemeinen kann jeder Zahn in jedem Alter im dentoalveolären Bereich bewegt werden. Aus diesem Grunde sollten weniger Kompromißlösungen akzeptiert werden, denn oftmals kann durch einfache Zahnbewegungen ein funktionell besseres und ästhetisch befriedigenderes Resultat erreicht werden.

Das Thema „Orthodontische Vorbehandlung" kann mit diesen wenigen Seiten unmöglich umfassend behandelt werden. Es muß auf das beiliegende Literaturverzeichnis hingewiesen werden. Es soll lediglich dem Nichtspezialisten einen positiven Denkanstoß geben und zeigen, wie mit Hilfe von kleinen orthodontischen Maßnahmen Aufgaben zu lösen sind, mit denen man eine Extraktion mit anschließender teurer prothetischer Versorgung umgehen kann.

2. Unterschiede in der kieferorthopädischen Behandlung von Kindern und Erwachsenen

- Beim Erwachsenen fehlt das skelettale Wachstum, das eine kieferorthopädische Behandlung unterstützen kann.

- Der Knochenumbau, der immer bei Zahnbewegungen vorhanden ist, geht bei parodontal gesunden Erwachsenen viel langsamer vor sich.
- Eine wichtige Rolle spielt der psychologische Faktor: Erwachsene sind durch irgendein orthodontisches Gerät, das sie sprachlich und ästhetisch beeinträchtigt, gehemmt.

3. Indikationen für orthodontische Maßnahmen

Parodontale Maßnahmen
- Reduzierung des tiefen Bisses
- Aufrichten von gekippten Zähnen zur Eliminierung von Pseudotaschen (Abb. 1)
- Lückenschluß, um eine Schienung zu ermöglichen
- Behebung eines Engstandes, damit dem Patienten die Mundhygiene erleichtert wird
- Verminderung von Speiseretention
- Eliminierung von okklusalen Disharmonien

Ästhetische Maßnahmen
- Schließung des Diastemas (Abb. 2)
- Einreihen gewanderter Zähne
- Einrotieren von Frontzähnen
- Behebung einzelner im Kreuzbiß stehender Frontzähne
- Reduzierung des offenen Bisses

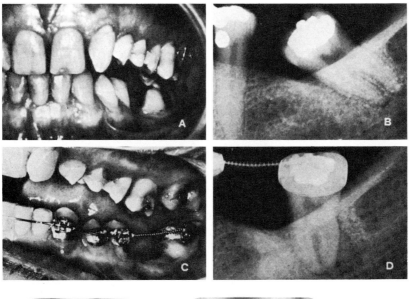

Abb. 1 Orthodontisches Aufrichten von 3 6 (*Lang* 1977).

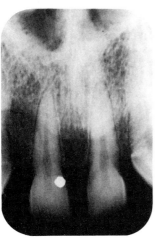 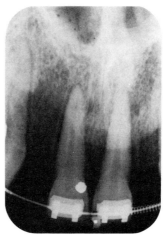

Abb. 2 Schließung des Diastemas von 1 1, 1 2.

Kronen- und brückenprothetische Maßnahmen

- Parallelisierung von Pfeilerzähnen (Abb. 3)
- Platzschaffen für ein korrektes Zwischenglied (Abb. 4)
- Aufrichten von mesial oder distal gekippten Seitenzähnen und dadurch Ermöglichung einer pulpaschonenderen Präparation

- Behebung des Kreuzbisses seitlich und in der Front
- Eliminierung einer bukkalen Nonokklusion
- Reduzierung eines massiven Engstandes, damit eine fixe prothetische Arbeit überhaupt möglich ist
- Wiedererrichten einer Frontzahnführung

Auch Sprachschwierigkeiten können durch

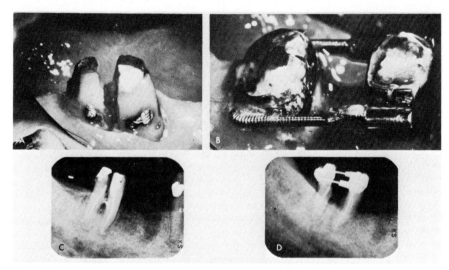

Abb. 3 Zahnseparation 46 und Platzschaffen (*Schluger* et al. 1977).

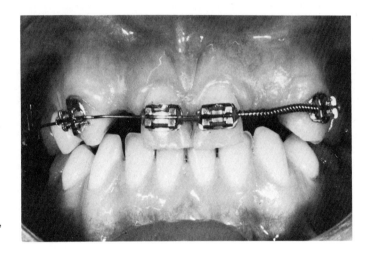

Abb. 4 Platzschaffen für 12, 22.

kleine orthodontische Maßnahmen vermindert werden (z. B. Oberkieferfrontzähne mit Lücke).

4. Kontraindikationen

Für kleine orthodontische Maßnahmen gibt es eigentlich nur wenige Kontraindikationen, z. B. mangelnde Mitarbeit, schlechte Mundhygiene etc.

5. Ätiologie der Zahnstellungsanomalien

Angeboren oder vererbt

Skelettal:
Progenie, Distalbiß, Makroglossie, Lippen-Kiefer-Gaumen-Spalten (Abb. 5)
Dental:
Nichtanlage (z. B. seitliche Schneidezähne)
Zahnüberzahl (z. B. Mesiodens)

57

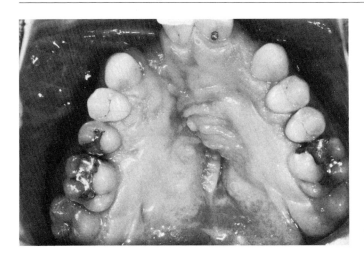

Abb. 5 Lippen-, Kiefer-, Gaumenspalte, Oberkiefer rechts.

Schlechte Gewohnheiten

Lippensaugen, Zungenpressen, Fingernägelbeißen, Pfeifenrauchenabusus

Erworben

Vorzeitiger Verlust von Milchzähnen oder bleibenden Zähnen infolge Karies, Platzmangels oder iatrogen bei Parodontopathien (Abb. 6) bei fehlender okklusaler Abstützung

Fehlstellung durch pathologische Veränderungen

Zysten, Tumore, Unfälle

6. Regeln für Zahnbewegungen

1. Die Lücke, in die der zu bewegende Zahn kommt, muß groß genug sein. Um dies zu erreichen, kann an den benachbarten Zähnen geschliffen oder es muß ein Zahn geopfert werden.
   Beim Beschleifen von Zähnen soll ungefähr die Hälfte des Schmelzes belassen werden. Bevor aber geschliffen wird, sollten die Zähne mit Drahtligaturen[1] oder mit Elastics[2] für einige Stunden separiert werden.
   An der Unterkieferfront, wo meistens ein Engstand vorliegt, darf an den Einern mesial und distal je 0,2 mm, an den Zweiern 0,25 mm und an den Eckzähnen 0,3 mm geschliffen werden. Allein durch diese Maßnahmen gewinnt man im ganzen ungefähr 3 mm Platz.
   Die beschliffenen Zähne werden kariesprophylaktisch nachbehandelt; entweder werden sie gerundet, poliert und fluoridiert oder versiegelt.

2. Die okklusalen Interferenzen müssen während der orthodontischen Behandlung eliminiert werden. Zum Beispiel: Ein protrudierter Frontzahn, der wieder eingereiht wurde, zeigt, daß er zusätzlich elongierte, was zu einem vorzeitigen Kontakt im Schlußbiß führt.

3. Der zu bewegende Zahn soll eine günstige Achsenneigung aufweisen, das heißt: Ein schon gekippter Zahn dar

---

1 Interunitek AG, Florastraße 28, Zürich, CH
2 Interunitek AG, Florastraße 28, Zürich, CH

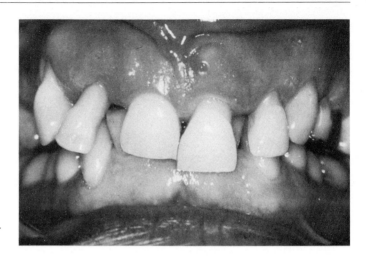

Abb. 6 Stark parodontal geschädigtes Gebiß.

nicht noch zusätzlich in der gleichen Richtung gekippt werden.

4. Alle erworbenen Ursachen, die zu Zahnwanderungen führen, sollten, bis eine permanente Retention vorgenommen wird, ausgeschaltet werden.

5. Das Parodont soll entzündungsfrei sein, aber parodontalchirurgische Operationen sollen erst nach der orthodontischen Behandlung durchgeführt werden.

6. Periapikale Entzündungsfreiheit. Ein beherdeter Zahn soll nicht bewegt werden.

7. Saubere Mundverhältnisse werden durch Zahnarzt oder Dentalhygienikerin hergestellt (Zahnreinigung, Zahnsteinentfernung, Überschußentfernung, provisorische Versorgung kariöser Läsionen).

7. Die Kräfte und deren Wirkung während der orthodontischen Behandlung

Soll ein Zahn bewegt werden, muß auf ihn eine Kraft ausgeübt werden. Wie groß diese sein muß, ist abhängig von der Struktur des Alveolarkammes (Dichte der Spongiosa), der Wurzeloberfläche, der Wurzelmorphologie (ein- oder mehrwurzelig), der Verzahnung im Seitenzahngebiet und vom Parodont.

Für eine rein kippende Bewegung kann eine Kraft in der Größenordnung von ungefähr 0,055 kp angewendet werden.

Zu starke Kräfte führen zu Resorptionen und Nekrosen. Parodontal geschädigte Zähne lassen sich mit geringer Kraft sehr schnell bewegen (einige Wochen). Hingegen beträgt die Distanz bei Zähnen, die körperlich bewegt werden (bei gesundem Parodont), ungefähr 0,5–1 mm pro Monat.

Je nachdem wie wir die Kräfte ansetzen, wird der Zahn gekippt, rotiert, extrudiert, intrudiert oder körperlich bewegt.

8. Zum Prinzip der Verankerung

Das dritte Newtonsche Gesetz besagt, daß auf eine Aktion eine Reaktion folgt, bekannt als „die reziproken Kräfte".

Diese sind oft bei orthodontischen Behandlungen erwünscht, so bei der Behebung der bukkalen Nonokklusion mittels intermaxillä-

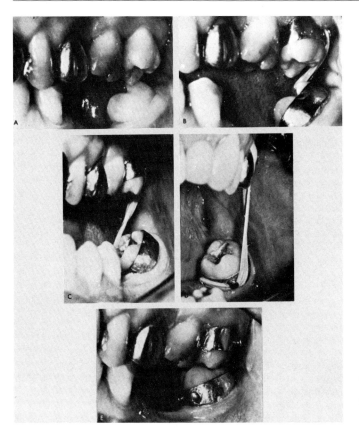

Abb. 7 Behebung der bukkalen Nonokklusion 26 mit intermaxillären Gummizügen (*Schluger* et al. 1977).

rer Gummizüge (Abb. 7) oder bei umgekehrtem Frontzahnüberbiß, bei der eine schiefe Ebene benötigt wird. Doch vielfach sind gegenläufige Bewegungen unerwünscht und müssen aufgefangen werden. Dies geschieht mit Hilfe der Verblockung der nicht zu bewegenden Zähne. Die Stabilität ist abhängig von der Beschaffenheit der Oberfläche, der Morphologie der Wurzel und von der Qualität und Quantität des Parodonts.

9. Orthodontische Behandlungsmittel

Abnehmbar
- Gummiringe, allein angewendet, sollten verboten werden (Abb. 8 a und b).
- Kontraktionsfäden müssen gegen das Abrutschen unter die Gingiva mit Drahtligaturen oder mit Klebetechnik abgesichert werden.
- Oberkiefer- oder Unterkieferplatten mit Labialbogen und Halteelementen mit zusätzlichen Hilfselementen, wie Protrusions- und Fingerfederchen, oder anstelle eines Labialbogens Ösen für Gummizüge (Abb. 9 a und b).

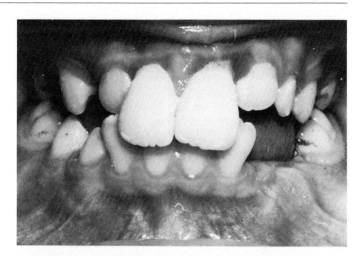

Abb. 8a 11, 21 irreparabel durch Gummiringe geschädigt.

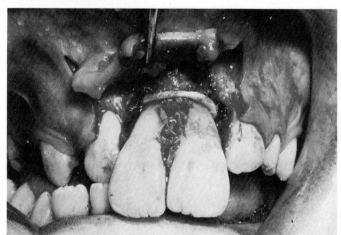

Abb. 8b Mukoperiostlappen Regio 12, 11, 21, 22. Knochendestruktion bei 11, 1? durch Gummiringe.

Festsitzend

Bänder werden einzementiert oder angeklebt (Abb. 10).

9.1 Vorteile von abnehmbaren Plattenapparaturen

– im Labor herstellbar
– gute Reinigungsmöglichkeit von Platten und Zähnen
– ästhetisch nicht sehr störend

– bei stark auftretenden Beschwerden vom Patienten selbst entfernbar
– reine Kippbewegungen besonders in der Front sind leicht ausführbar
– zur Elongation von Zähnen sehr gut geeignet

9.2 Nachteile

– Tragzeit schwer kontrollierbar
– Sprachschwierigkeiten
– keine körperlichen Bewegungen möglich

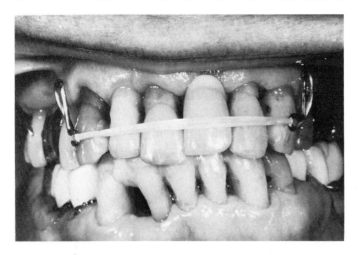

Abb. 9 a Oberkieferplatte mit Gummizug (Frontalansicht).

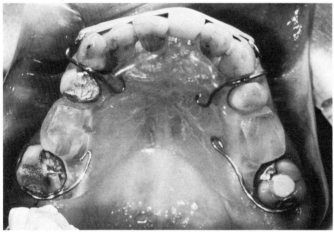

Abb. 9 b Oberkieferplatte mit Gummizug (Okklusalansicht).

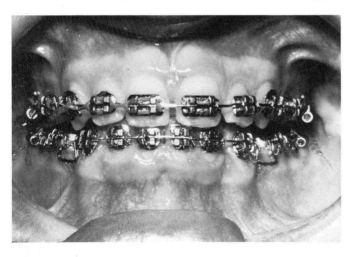

Abb. 10 Festsitzendes Behandlungsmittel.

9.3 Vorteile der fixen Apparatur

– sämtliche körperlichen Bewegungen können ausgeführt werden
– Mitarbeit des Patienten beschränkt sich mehr oder weniger auf die Mundhygiene
– keine Sprachschwierigkeiten

9.4 Nachteile

– für große Zahnstellungsanomalien, bei der nur die Multibandtechnik zum Erfolg führt, ist für diese Technik eine Spezial-ausbildung notwendig
– Schwierigkeit, eine gute Mundhygiene durchzuführen
– unästhetisch

10. Behandlungsvorgehen bei kleinen orthodontischen Maßnahmen

10.1. Patienteninformation

Wenn es um ästhetische Vorteile geht, läßt sich der erwachsene Patient leicht für eine orthodontische Korrektur gewinnen. Schwieriger wird es, ihn von einer notwendigen Maßnahme im Seitenzahngebiet zu überzeugen, die von prothetischer oder parodontaler Wichtigkeit ist.
Der Patient soll, hat er sich für eine orthodontische Behandlung entschieden, genau über die Art des Behandlungsmittels anhand von Fotografien ähnlicher Fälle aufgeklärt werden. Er muß wissen, daß eine Zahnbewegung bei gesundem Parodont ein langsamer, physiologischer Prozeß ist und die Behandlungsdauer sich über Monate, nicht aber über Jahre erstrecken kann. Nach dem Einsetzen des Gerätes können Schmerzen für ein bis zwei Tage auftreten, die aber durch regelmäßiges Tragen des Gerätes wieder verschwinden. Sollten jedoch sehr heftige Schmerzen auftreten, er-

fordert dies eine sofortige Behandlung. Anfängliche Sprachschwierigkeiten werden mit der Zeit überwunden.

10.2. Beschaffen der Unterlagen

(wichtig für Planung und Dokumentation)

– Modelle
– Röntgenstatus
– evtl. Fotostatus
– evtl. diagnostisches Umstellen der Zähne (Set-up, Abb. 11 a und b)

10.3. Behandlungsablauf

– Herstellung sauberer Mundverhältnisse
– Motivation, Instruktion, Prophylaxe
– Orthodontische Behandlung
– Parodontalchirurgische Behandlung
– Schienung oder prothetische Versorgung

11. Retentionsphase

Wenn das erstrebte Behandlungsresultat erreicht wurde, muß eine Sicherung des Behandlungserfolges, also eine Retentionsphase, angeschlossen werden. Als allgemeine Regel gilt, daß die Retentionszeit ungefähr die Hälfte der benötigten aktiven Behandlungsphase betragen soll.
Die Zeit verkürzt sich, wenn die Zähne brückenprothetisch versorgt werden.
Im parodontal geschädigten Gebiß rezidivieren die orthodontisch bewegten Zähne schnell, deshalb sollen sie miteinander verblockt werden.

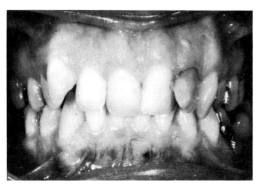 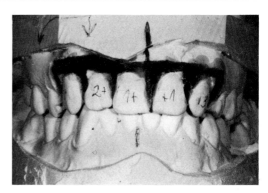

Abb. 11 a   Links: Engstand der Oberkieferfront (Frontalansicht); rechts: angefertigtes Set-up.

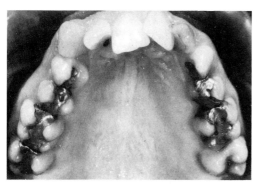 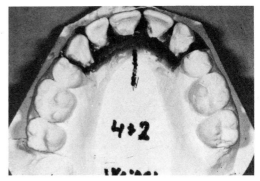

Abb. 11 b   Links: Engstand der Oberkieferfront (Okklusalansicht); rechts: angefertigtes Set-up.

12. Nebenerscheinungen bei orthodontischen Maßnahmen

– vergessene, unter die Gingiva verschwundene Gummiringe (Abb. 8 a und b).
– multiple Wurzelspitzenresorptionen
– kariöse Läsionen und Parodontopathien (bei schlechter Mundhygiene)

13. Kieferorthopädische Maßnahmen in Zusammenarbeit mit dem Orthodonten

Mit einem diagnostischen Set-up schlägt man eine Maximallösung vor, die so weit gehen kann, daß auf eine brückenprothetische Versorgung verzichtet werden kann.
Der Spezialist seinerseits wird überprüfen, inwieweit das Idealziel erreicht werden kann.

14. Zum Schluß

Dieses Kapitel darf nicht abgeschlossen werden, ohne auf die Möglichkeit einer eventuellen kieferchirurgischen Behandlung hinzuweisen. Bei skelettalen Gebißanomalien, wie Progenie, Distalbiß, tiefer Biß oder offener Biß, wo wir nach abgeschlossenem Wachstum mit kieferorthopädischen Maßnahmen allein nicht mehr zum Ziele kommen, soll an die kieferorthopädische Chirurgie gedacht werden.

Literaturverzeichnis

1. *Beaudreau, D. E.*
   Atlas of Fixed Partial Prosthesis. Charles C. Thomas Publ., Springfield 1975.

2. *Bolenker, Ch.*
   Die Behandlung der Mesialkippung der unteren Molaren beim Erwachsenen. Informationen aus Orthodontie und Kieferorthopädie 4, 1975.

3. *Charlon, J. A.*
   Die Rotation des ersten Oberkiefermolaren. Information aus Orthodontie und Kieferorthopädie 2, 1973.

4. *Geiger, A., und L. Hirschfeld*
   Minor tooth movement in general practice. C. V. Mosby Co., St. Louis 1974.

5. *Glickman, I.*
   Clinical periodontology. W. B. Saunders Co., Philadelphia 1965.

6. *Goldman, H. M., S. Schluger und D. W. Cohen*
   Kurz gefaßtes Lehrbuch der Parodontologie. Medica Verlag, Stuttgart 1962.

7. *Goldman, H. M., und D. W. Cohen*
   Periodontal Therapy. C. V. Mosby Co., St. Louis 1973.

8. *Goldstein, R. E.*
   Esthetics in Dentistry. Philadelphia 1976.

9. *Grieder, A., und W. R. Cinotti*
   Periodontal Prosthesis. C. V. Mosby Co., St. Louis 1968.

10. *Harty, F. S., und D. H. Roberts*
    Restorative procedures for the Practising Dentist. Bristol 1974.

11. *Hotz, R.*
    Orthodontie in der täglichen Praxis. Verlag Hans Huber, Bern 1970.

12. *Hurt, W. C.*
    Periodontics in General Practice. Charles C. Thomas Publ., Springfield 1976.

13. *Lang, N. P.*
    Das präprothetische Aufrichten von gekippten unteren Molaren im Hinblick auf den parodontalen Zustand. Schweiz Mschr Zahnheilk 7, 87, 1977.

14. *Manson, J. D.*
    Periodontics for the Dental Practitioner. Henry Kimpton, London 1966.

15. *Mühlemann, H. R., K. H. Rateitschak und H. Renggli*
    Parodontologie. Thieme Verlag, Stuttgart 1975.

16. *Orban, B. S.*
    Parodontologie. Verlag »Die Quintessenz«, Berlin 1965.

17. *Ramfjord, S. P., und M. M. Ash*
    Occlusion. W. B. Saunders Co., Philadelphia 1971.

18. *Schlossberg, B.*
    Adult Tooth Movement in General Dentistry. W. B. Saunders Co., Philadelphia 1975.

19. *Schluger, S., R. S. Yuodelis und R. C. Page*
    Periodontal Disease. Lea & Febiger, Philadelphia 1977.

20. *Shelby, D. S.*
    Anterior restoration, fixed bridgework and esthetics. Charles C. Thomas Publ., Springfield 1976.

6. Präparationsmethoden

U. Belser

1. Einleitung

Bei der Pfeilerpräparation handelt es sich definitionsgemäß um eine vorbereitende therapeutische Maßnahme, die als solche optimale Bedingungen für sämtliche nachfolgenden Arbeitsgänge (Abdrucknahme, provisorische Versorgung, labortechnische Prozesse, Inkorporation des Zahnersatzes) zu schaffen hat.
Seitens dieser nachfolgenden Arbeitsschritte stellen sich somit die verschiedensten

1.1. Forderungen an die Präparation

1.1.1. Von seiten des zu präparierenden Zahnes

– Schonen von Zahnhartsubstanz (Stabilität, Retention)
– Schonen der Zahnpulpa
– Vermeiden von Sekundärkaries und Zahnhalsüberempfindlichkeit

1.1.2. Von seiten des Zahnhalteapparates

– Schonen des marginalen Parodontes, sowohl während des Präparationsvorganges (Abb. 1) als auch während der weiteren Arbeitsgänge
– Erhalten der parodontalen Gesundheit

1.1.3. Von seiten des Zahntechnikers

– Schaffen klarer, auch auf dem Arbeitsmodell deutlich sichtbarer Präparationsgrenzen
– Schaffen von genügend Raum, um dem Techniker ein korrektes, ästhetisch einwandfreies Verarbeiten der Rekonstruktionsmaterialien ohne unerwünschte Überkonturierung zu ermöglichen
– Parallelität der einzelnen Pfeilerzähne in sich und im Fall verblockter Konstruktionen auch zueinander (Abb. 2).

1.1.4. Von seiten des Patienten

– Schonungsvolle und rationelle Präparationstechnik
– Ästhetische Ansprüche
– Langzeiterfolg

1.1.5. Von seiten des Zahnarztes

– Rationelle Präparationstechnik
– Problemloser Ablauf der nachfolgenden Arbeitsgänge
– Langzeiterfolg

Verschiedene dieser aufgeführten Anforderungen an eine gelungene Präparation tangieren, ja widersprechen sich zum Teil recht wesentlich. Einerseits sollte aus Vitalitäts-

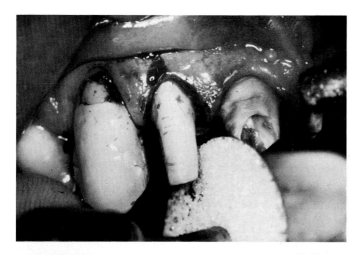

Abb. 1 Verletzung des marginalen Parodontes durch unzweckmäßige Präparationsmittel.

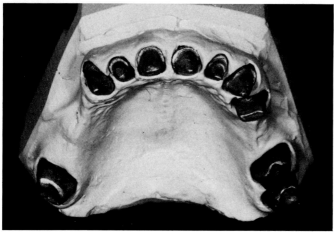

Abb. 2 Kriterien eines akzeptablen Meistermodells: klare Präparationsgrenzen, ausreichendes Raumangebot, Parallelität.

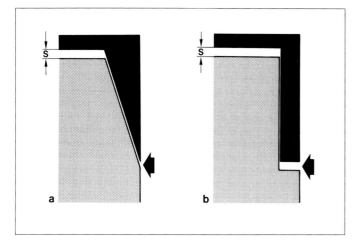

Abb. 3 Paßungenauigkeitsbedingte Randspaltenbreiten bei
a) spitzwinkliger und
b) rechtwinkliger Präparationsgrenze.

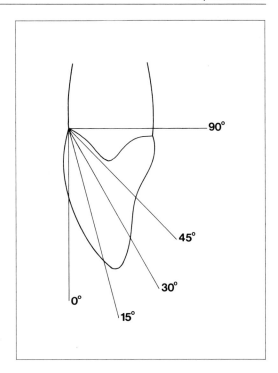

Abb. 4 Mögliche Winkel zwischen präparierter und nichtpräparierter Zahnhartsubstanz.

und Stabilitätsgründen Zahnsubstanz weitmöglichst geschont werden, andererseits benötigt der Zahntechniker genügend Raum für seine Rekonstruktionsmaterialien. Natürliche Ästhetik sollte erzielt werden (z. B. kein sichtbares Metall), dabei darf aber das marginale Parodont nicht irritiert werden usw.

Welches ist also die Präparationsform der Wahl?

Um diese Frage beantworten zu können, sind neben den biologischen Aspekten auch fundierte Kenntnisse über Materialeigenschaften der zahnärztlichen Werkstoffe und deren notwendige Verarbeitungsprozesse unumgänglich.

Es liegt bis zum heutigen Zeitpunkt in der Natur der technischen Arbeitsabläufe, die zur Herstellung eines Goldgußersatzes notwendig sind, daß der Sitz des Gußteiles an der Präparationsgrenze nicht mikrosko-

pisch exakt ist. Vom praktischen Standpunkt aus ist es daher notwendig, eine Präparationsgrenze zu schaffen, die einen spitzwinkligen Übergang von Zahn zu Metall gestattet (Abb. 3 a). Dieser spitzwinklige Übergang erlaubt die Kompensation geringer Paßungenauigkeiten, da die Präparationsgrenze annähernd parallel zur Einschubrichtung verläuft, d. h., ein leicht fehlerhafter Randschluß wirkt sich nicht in einer wesentlichen Verbreiterung des Randspaltes aus, wie dies bei einem rechtwinkligen Übergang der Fall ist [28, 29] (Abb. 3b).

2. Präparationsform

In Abbildung 4 finden sich die möglichen Winkel zwischen präparierter und nicht präparierter Zahnhartsubstanz graphisch dar-

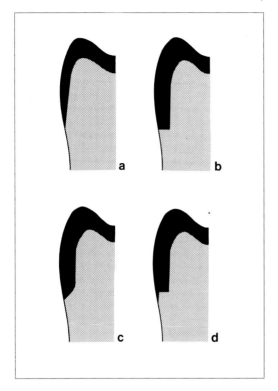

Abb. 5 Gebräuchliche Präparationsformen:
a) auslaufend, b) Stufe, c) Hohlkehle, d) Stufe mit Abschrägung.

gestellt. Aus diesem Angebot muß nun eine Präparationsgrenze gewählt werden, welche dem oben erwähnten Katalog von Anforderungen am weitesten gerecht zu werden vermag.

2.1. Auslaufend (tangential), leicht konisch (Abb. 5 a)

Diese vor allem im Zusammenhang mit der Vollgußkrone weiterverbreitete Präparationsform bietet folgende

Vorteile
- Relativ dentinsparend und pulpaschonend (abhängig von Form, Länge und Stellung der klinischen Krone)

- Wird durch Paßungenauigkeit und Zementierungsfehler kein absolut exakter Sitz erreicht, so wird der Kittspalt zwischen Zahn und Krone nicht wesentlich breiter, da er beinahe parallel zur Einschubrichtung verläuft
- Einfache praktische Durchführung

Diesen Vorteilen gegenüber stellen sich jedoch einige ganz wesentliche

Nachteile
- Schwer erkennbare Präparationsgrenze
- Sehr dünn auslaufende Kronenränder, die wegen der gröberen Kernstruktur gegossener Metalle nicht immer glatt und porenfrei ausfallen (Plaqueretention) [29]

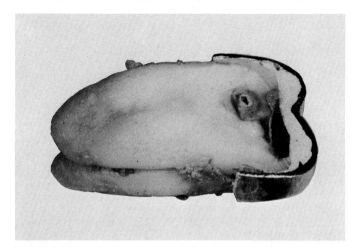

Abb. 6 Querschnitt durch eine mangelhafte Vollgußkrone (Ränder!) auf einem Pfeiler mit auslaufender (tangentialer) Präparation.

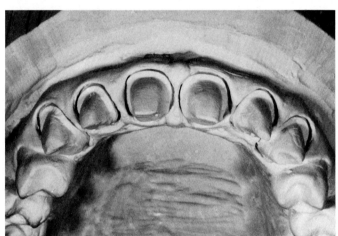

Abb. 7 Arbeitsmodell aus Spezialhartgips mit Stufenpräparationen.

– Im Bereiche der Präparationsgrenze wird eine kleine, nur schwer zu bestimmende Menge von Zahnhartsubstanz entfernt. Es ist daher meist kaum zu vermeiden, daß mehr Material zur Rekonstruktion jener Region verwendet wird, was zu Überkonturierung der Krone im zervikalen Bereich mit nachteiligen Folgen für das marginale Parodont führt (Abb. 6).

Aufgrund dieser schwerwiegenden Nachteile scheint diese Präparationsform, vor al-lem aus parodontalprophylaktischen Gründen, nicht zweckmäßig zu sein ([16]).

2.2. Stufe (Abb. 5 b)

Vorteile

– Eindeutige, klar sichtbare Präparationsgrenze (Abb. 7)
– Genügend Raum für den Techniker, die Rekonstruktionsmaterialien korrekt und ästhetisch einwandfrei zu verarbeiten

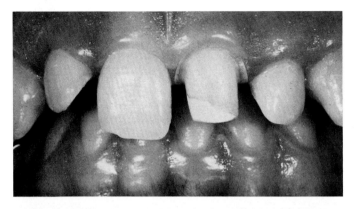

Abb. 8a 2 1 Stufenpräparation.

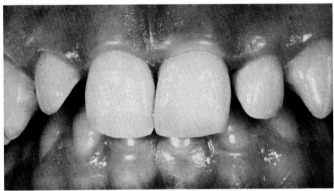

Abb. 8b 2 1 Porzellanjacket-krone.

- Geringe Gefahr der zervikalen Überkonturierung

Nachteile
- Nicht besonders zahnhartsubstanz- und pulpaschonend ([15, 25])
- Die geringste Paßungenauigkeit bedingt einen breiten Randspalt (Abb. 3b)
- Möglichkeit von Zementierungsfehlern aufgrund von Abflußschwierigkeiten des Befestigungsmaterials

Obgleich diese Präparationsform wesentliche Vorzüge gegenüber der tangentialen Präparation beinhaltet, muß einschränkend festgehalten werden, daß es auch nach Ein-

führung der cristobalithaltigen Einbettmassen noch nicht möglich ist, Metall absolut exakt auf eine Stufe zu gießen. Die Indikation der reinen Stufenpräparation muß sich also auf Restaurationsformen mit einem Randschluß in Porzellan beschränken, worunter die Porzellanjacketkrone und neuerdings die „platinarmierte" Aluminiumoxidjacketkrone (Vita-Pt-Technik, [21]) die wichtigsten Vertreter darstellen.
Um die ästhetische Wirkung der Porzellanjacketkrone mit der Solidität und dem guten Randschluß der metallkeramischen Restauration zu verbinden, wurden kürzlich zwei Modifikationen beschrieben. In beiden Fällen wird eine reine Stufenpräparation durchgeführt und ein Gerüst hergestellt,

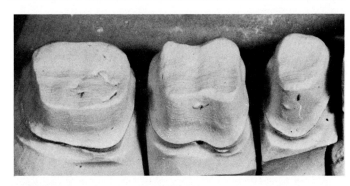

Abb. 9a   Arbeitsmodell
mit Hohlkehlpräparationen.

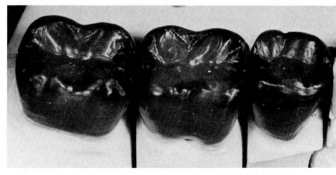

Abb. 9b   Kronenmodellation in
Wachs.

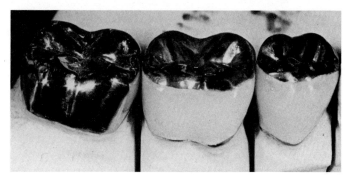

Abb. 9c   Fertige Arbeit.

welches die Stufe frei läßt. Auf einem feuer-
festen Stumpfmodell wird anschließend das
Porzellan entweder direkt auf die Stufe ge-
brannt ([33]) oder erst nach Applizieren eines
metallkeramischen Agens ([30]). Damit wird
nach Ansicht der Autoren ein Randschluß
(im Laborversuch durchschnittlich 39 μm)

erzielt, der zumindest demjenigen eines
Gußkörpers entspricht, ohne jedoch einen
sichtbaren Metallrand zu bedingen.

73

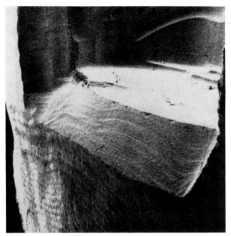

Abb. 10 Rasterelektronenmikroskopische Aufnahme einer Stufenpräparation mit Abschrägung (*D. Baker* 1974).

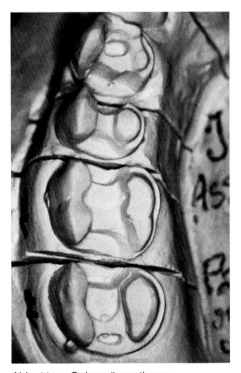

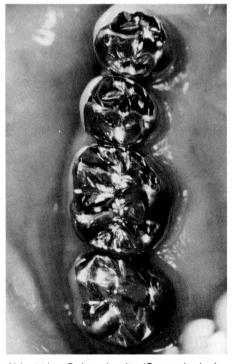

Abb. 11 a Onlaypräparationen.

Abb. 11 b Onlays in situ (Supragingivale Präparationsgrenze palatinal).

2.3. Hohlkehle (Abb. 5 c)

Vorteile
([10, 25, 32, 36])

- Eindeutige, klar sichtbare Präparationsgrenze (Abb. 9 a bis c)
- Genügend Raum für den Techniker (Ästhetik, Kontur)
- Relativ zahnhartsubstanz- und pulpaschonend
- Gute Abflußmöglichkeit des Befestigungszementes
- Kleinste Randschlußfehler provozieren keinen wesentlich größeren Randspalt (spitzwinklige Präparationsgrenze)
- Einfach praktizierbar

Nachteile

- Retentionsprobleme bei kurzen klinischen Kronen
- Deutlich sondierbarer Randspalt bei kleinsten Passungsungenauigkeiten (Unterschuß) mit Gefahr vermehrter Plaqueretention

2.4. Stufe mit Abschrägung (Abb. 5 d)

Vorteile

- Eindeutige, klare sichtbare Präparationsgrenze (Abb. 10)
- Im Bereiche der Stufe genügend Raum für den Techniker
- Kleinste Randschlußfehler provozieren keinen wesentlich größeren Randspalt (spitzwinklige Präparationsgrenze)

Nachteile

- Schwierig durchzuführen
- Erhöhte Gefahr der Verletzung des marginalen Parodontes

- Möglichkeit einer ästhetischen Einbuße durch Sichtbarwerden des unverblendeten Metallrandes

Nach Ansicht der meisten Autoren sind – abhängig vom jeweiligen Kronentyp – eine Stufe, Hohlkehle oder Stufe mit Abschrägung die Präparationsformen der Wahl ([10, 32, 36]).

Die Abschrägung, ursprünglich in die praktische Zahnheilkunde eingeführt, um die dem Gußverfahren anhaftende Schrumpfung zu kompensieren, hat immer noch ihre Indikation ([27]). Sie scheint heute, als Stufenpräparation mit breiter Abschrägung, welche möglichst parallel zur Einschubrichtung zu verlaufen hat, aus Gründen der Paßgenauigkeit und der Parodontalprophylaxe mehr denn je zur bevorzugten Präparationsform für gegossenen Zahnersatz zu werden ([3, 4, 11, 20, 37]).

Unumstritten hat der Präparationsrand bei Inlays, Onlays und Teilkronen immer in Form einer Abschrägung zu erfolgen ([13, 28, 29]) (Abb. 11 a und b).

Gerade in jüngster Zeit wurde aufgrund von Langzeituntersuchungen klar, daß man nicht über die Art der Präparationsgrenze diskutieren kann, ohne dabei auch die Lokalisation der Präparationsgrenze bezüglich Marginalsaum zu berücksichtigen.

3. Beziehung zwischen Kronenrand und gingivalem Sulkus

Der Weg zu langfristigem Erfolg von festsitzendem Zahnersatz führt über ein gesundes Parodontium. Daß unsachgemäße Restaurationsmaßnahmen und -materialien zur Förderung der Parodontalerkrankung beitragen können, scheint von der Restaurationsform, der Lage des zervikalen Restaurationsrandes, der Paßgenauigkeit und von den physikalischen und che-

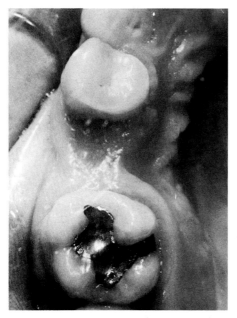

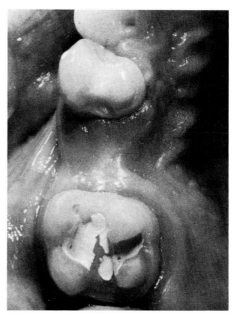

Abb. 12a   Ausgangssituation.

Abb. 12b   Onlaypräparationen (Stufe mit Abschrägung).

mischen Eigenschaften des verwendeten Materials abzuhängen ([17]). Allerdings kann man feststellen, daß der frühere Standpunkt, nur mangelhafte restaurative Maßnahmen führten zu parodontaler Erkrankung, dahin gehend erweitert wurde, daß sogar klinisch fehlerfreie Restaurationen, sofern subgingival angewendet, als wichtige ätiologische Faktoren bei der Entstehung von parodontaler Erkrankung angesehen werden müssen ([3, 17, 23, 38, 39]).

Viele Autoren empfehlen deshalb heute, das von *Black* 1912 vertretene Prinzip, aus kariesprophylaktischen Gründen den zervikalen Restaurationsrand in den gingivalen Sulkus zu verlegen, aus parodontalprophylaktischen Gründen zu verlassen. Demzufolge gilt es, Sekundärkaries nicht durch subgingivale Kronenränder, sondern durch präventive Maßnahmen (Plaquekontrolle) zu verhindern ([24, 26]).

Dies bedeutet, wenn möglich, supragingival zu rekonstruieren, wobei die Teilkrone (Stufenpräparation mit breiter Abschrägung) hierfür besonders geeignet erscheint ([2, 7]) (Abb. 12 a und b). Gerade bei extrem langen klinischen Kronen oder Status nach Parodontaltherapie stellt die Teilkrone – auch im Zusammenhang mit Brückenarbeiten (Abb. 13 a und b) – oft die einzig sinnvolle Möglichkeit dar.

Wenn aus technischen Gründen eine Teilkrone nicht mehr in Frage kommt, so bleibt im Seitenzahngebiet doch häufig die Möglichkeit, auch Vollkronen mit supragingivalem Rand zu gestalten (Abb. 14), wobei wiederum die Stufenpräparation mit

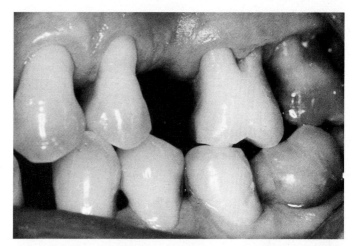

Abb. 13a   Ausgangssituation (Status nach Parodontaltherapie).

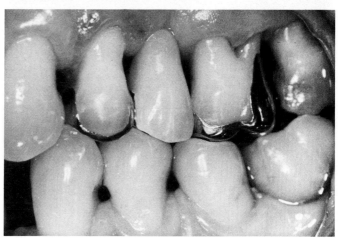

Abb. 13b Brücke mit Teilkronen als Anker.

Abschrägung zur Anwendung gelangen kann. Einschränkend muß erwähnt werden, daß solches im Seitenzahnbereich oftmals Mögliche für das Frontzahngebiet meist undenkbar wäre.

3.1. Indikationen für subgingivale Restaurationsränder

– Beeinträchtigung der Ästhetik
– Ungenügende Retention
– Alte Restaurationen
– Erosionen
– Zahnhalsüberempfindlichkeit

In solchen Situationen können die oben erwähnten parodontalprophylaktischen Forderungen betreffend supragingivale Lage des zervikalen Restaurationsrandes nicht stur verwirklicht werden. Hauptsächlich aus ästhetischen Überlegungen muß die Präparationsgrenze subgingival verlegt werden. Welches ist hier die Präparationsform der

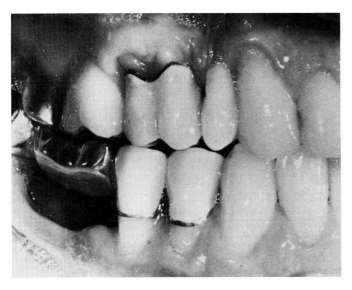

Abb. 14   Vollkronen mit supragingivalem Rand.

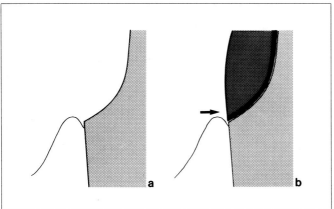

Abb. 15a und b   Hohlkehle: Nur
schmaler Metallrand notwendig.

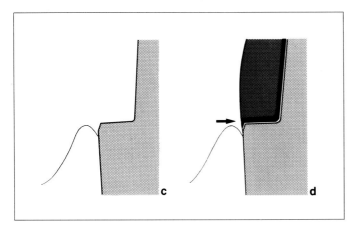

Abb. 15c und d   Stufe mit Abschrägung: Breiter Metallrand
(Ästhetik!).

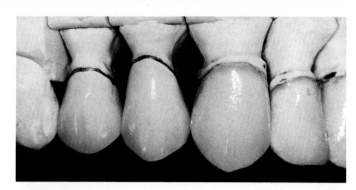

Abb. 16a   15, 14 Stufenpräparationen mit Abschrägung (Metallrand) 13, 12 Hohlkehlpräparation.

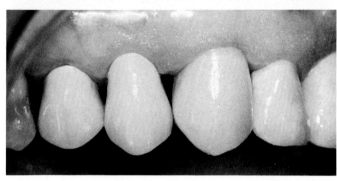

Abb. 16b   Arbeit in situ.

Wahl, und wie tief in den Sulkus kommt der Kronenrand zu liegen?

Die Stufe mit Abschrägung, welche immer einen unverblendeten Metallrand bedingt, birgt den Nachteil des sichtbaren Metalls bei einer infragingivalen Lage der Präparationsgrenze von nur 0,5–1,0 mm (Abb. 15 c und d).

Aus diesem Grund wurde empfohlen, die Abschrägung 2,0–2,5 mm unter den Marginalsaum zu verlegen ([37]). Damit wird aber nicht nur das Risiko einer iatrogenen parodontalen Irritation in Kauf genommen, sondern zusätzlich erschwert sich der Zahnarzt damit die nachfolgenden Arbeitsschritte, insbesondere die Abdrucknahme.

Nach Ansicht verschiedener Autoren sollte deshalb selbst aus ästhetischen Gründen nicht tiefer als 0,5–1,0 mm infragingival präpariert werden ([4, 17, 19, 22, 26, 31]).

Zumindest im Seitenzahnbereich erscheint ein sichtbarer feiner Metallrand – parallel zum Marginalsaum verlaufend – auch vom ästhetischen Standpunkt aus akzeptabel (Abb. 16). Im Frontzahngebiet hingegen muß man sich – auf Kosten des überlegenen Randschlusses der Stufe mit Abschrägung – mit dem Anlegen einer Hohlkehle oder mit den oben erwähnten Restaurationsrändern in Porzellan (Stufenpräparation) behelfen.

Die Hohlkehlpräparation bedingt nur einen sehr schmalen zervikalen Metallrand (Abb. 15 a und b), was sich in verbesserter ästhetischer Wirkung manifestiert (Abb. 17).

79

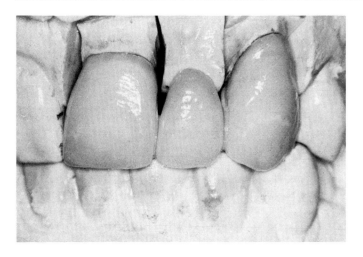

Abbildung 17 a

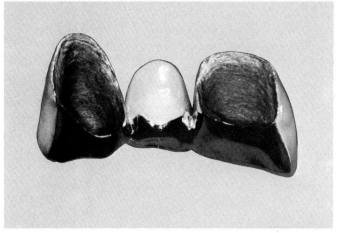

Abbildung 17 b

Abbildung 17 c

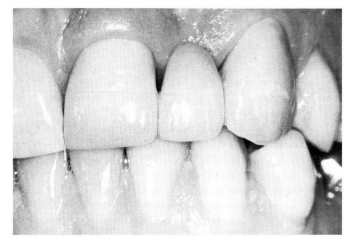

Abb. 17 a bis c   21–23 Brücke
mit Hohlkehlpräparationen:
a) Arbeitsmodell
b) Brücke von innen
c) Brücke in situ

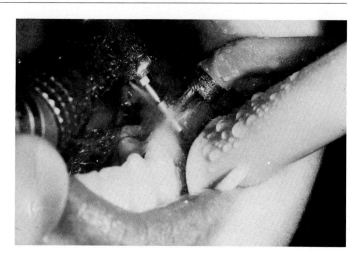

Abb. 18 Zusätzliche Wasser-kühlung (Gehilfin) bei der Präpa-ration.

4. Praktisches Vorgehen bei der Pfeilerpräparation

4.1. Präparation und Zahnpulpa

Aufgrund tierexperimenteller histologischer Untersuchungen ([15]) ist eine absolut atrau-matische Kronenpräparation mit Diamant-schleifkörpern nicht zu erreichen. Jede Art von Trockenpräparation schädigt die Pulpa, insbesondere den Odontoblastensaum. Für postpräparatorische Pulpairritationen mach-ten andere Autoren vor allem bakterielle Einwirkungen verantwortlich und forderten deshalb folgende Behandlung von präpa-rierten Dentinflächen: 1 Abspülen von Spei-chel, Blut und anderen Verunreinigungen mittels Wasserspray und 2. Entfernen von Schleifrückständen und Bakterien mit einer chlorhexidin- und natriumfluoridhaltigen Lö-sung ([14]).

Auf frisch präparierten Dentinflächen konnte Dahl ([5]) jedoch keine Bakterien nachwei-sen. Anhand von histologischen Untersu-chungen zeigte er, daß der Gebrauch von Diamantschleifkörpern in der Turbine auch unter reichlicher Wasserkühlung zu schwe-ren sofortigen Pulpareaktionen führt. Obschon die Langzeitwirkung des Präpara-tionstraumas mit dieser Studie (die Zähne wurden 15 Minuten nach erfolgter Präpara-tion extrahiert und der histologischen Ana-lyse zugeführt) nicht beurteilt werden kann, forderte Dahl, daß die Turbine nur für ober-flächliche Präparationsschichten Verwen-dung finden sollte.

Die Langzeitwirkung des Präparationstrau-mas auf die Pulpa wurde hingegen von Schuchard ([34]) untersucht. Vier Wochen nach Präparation mit der Turbine unter reichlicher Wasserkühlung war in sämtli-chen Fällen die Reparation des Pulpa-gewebes praktisch vollständig.

Für die Praxis läßt sich daraus die absolute Notwendigkeit einer intensiven Wasser-sprühkühlung, unterstützt auch von der Ge-hilfin (Abb. 18), und einer anschließenden Versorgung der frischen Dentinwunde mit oben erwähnter Lösung folgern.

4.2. Rationelle Präparationstechnik

Ein optimal präparierter Pfeiler sollte in etwa einer Verkleinerung der prospektiven Kro-

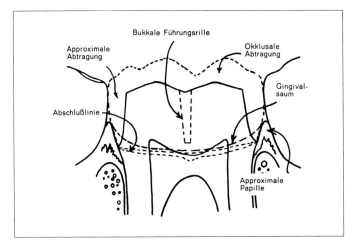

Abb. 19   Form des optimal präparierten Pfeilerzahnes (*R. Ingraham* 1968).

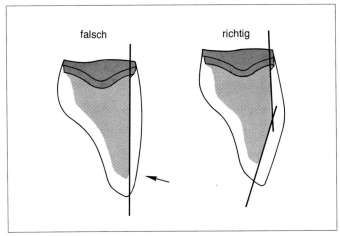

Abb. 20   Reduktion der Axial-
fläche (*Stein* 1977).

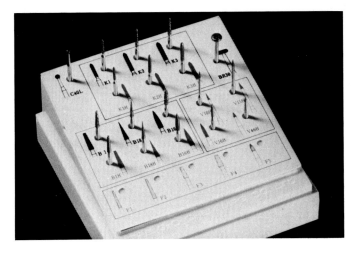

Abb. 21   ,,G-C'S"-Präparati-
onsset [1].

[1]   gc Dental Industrial Corp., 2–14 Hango
3 chome Bunkyo-Ku, Tokyo, Japan

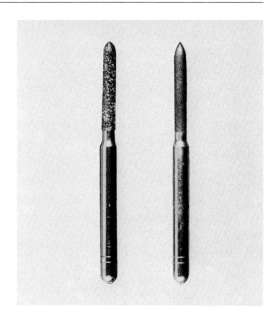

Abb. 22   Identische Form von Schleifkörper und Finierer.

ne entsprechen ([13]) (Abb. 19). Nur so ist ein schonendes, das heißt ökonomisches Abtragen einer gleichmäßigen Schicht von Zahnhartsubstanz gewährleistet. Auf diese Weise gibt der Zahnarzt dem Techniker wertvolle Hinweise, wie die zukünftige Krone auszusehen hat, wohin Schneidekante, Höcker und Fissuren zu legen sind. Hinzu kommen noch die praktisch-labortechnischen Vorteile einer konstanten Schichtdicke der Rekonstruktionsmaterialien.

Neben den Okklusalflächen sollten selbstverständlich auch die Axialflächen, vor allem in dem Bereich, wo später verblendet wird, ihrer natürlichen Wölbung entsprechend reduziert werden (Abb. 20).

Wie ist eine solche anatomische Reduktion eines Pfeilerzahnes zu erreichen?

4.2.1. Instrumentarium

Erstes Gebot einer rationellen Präparationstechnik ist sicherlich die Beschränkung auf ein kleines Instrumentarium. Im Dentalhandel werden entsprechende spezielle Präparationssets angeboten ([18]) (Abb. 21), in welchen sich rotierende Instrumente inklusive formlich abgestimmter Finierer (Abb. 22) für sämtliche beschriebenen Präparationsformen finden. Selbstverständlich kann es für den Praktiker auch sinnvoll sein, sich daraus ein individuelles Präparationsset zusammenzustellen, das seinen speziellen Bedürfnissen am besten entspricht.

4.2.2. Anatomische Reduktion

Das Abtragen einer gleichmäßig dicken, genau definierten Schicht Zahnhartsubstanz wird durch systematisches Einschleifen von Rillen als Tiefenführer ermöglicht (Abb. 23 a und b). Entsprechend diesen

83

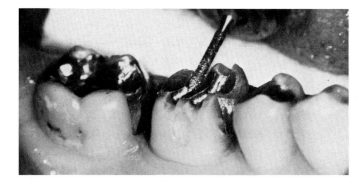

Abbildung 23 a

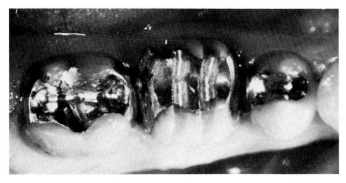

Abbildung 23 b

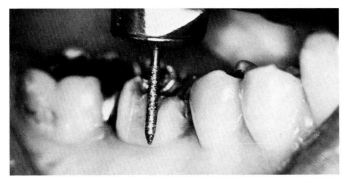

Abbildung 23 c

Abbildung 23 d

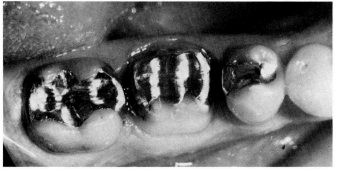

Abb. 23 a bis d Anatomische Reduktion.

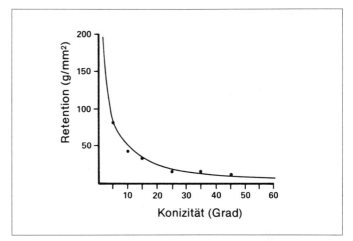

Abb. 24 Beziehungen zwischen Retention und Konizität (*Shillingburg* 1977).

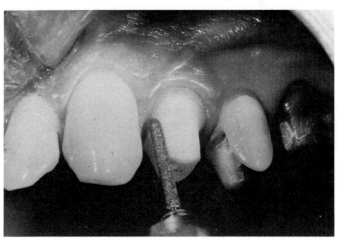

Abb. 25 Supragingivale Präparationsgrenze – parallel zum Marginalsaum.

Tiefenführern wird dann sukzessive die zwischen den Rillen liegende Zahnhartsubstanz portionenweise entfernt (Abb. 23 c und d).

Aus Retentionsgründen sollte im Bereiche des zervikalen Drittels das Präparationsinstrument parallel zur Zahnachse geführt werden, um damit annähernde Parallelität der axialen Flächen zu erzielen. Schon bei einer Konizität von nur 10° muß ein Retentionsverlust von ungefähr 50% gegenüber parallelen Flächen in Kauf genommen werden (Abb. 24). Allgemein wird eine leichte Konizität von 6° als optimal erachtet ([13]).

4.3. Praktische Parodontalprophylaxe

Eine supragingivale Präparationsgrenze, in gleichmäßigem Abstand parallel zum Marginalsaum verlaufend, ist, wenn immer möglich, anzustreben (Abb. 25).

85

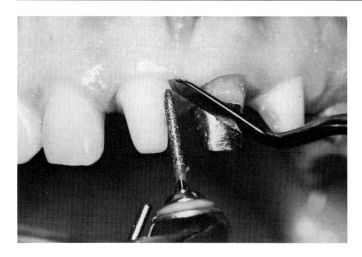

Abb. 26 Verdrängen der Gingiva mit Spatel.

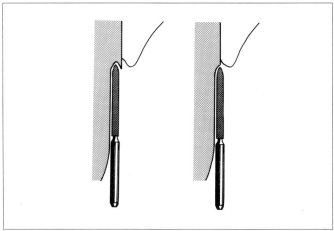

Abb. 27 Hohlkehlpräparation: links – falsch; rechts – richtig.

Muß aus oben erwähnten Gründen infragingival präpariert werden, so hat dies stets mit dem konventionellen Winkelstück bei mittlerer Umdrehungszahl zu geschehen. Des weiteren muß auch hier die Präparationsgrenze parallel zum Zahnfleischrand verlaufen, das heißt interdental entsprechend der Form der Papille, um das marginale Parodont nicht gerade an seiner empfindlichsten Stelle irreversibel zu schädigen. Es gilt der Grundsatz, selbst während des Präparationsvorganges die Weichteile sowenig als möglich zu irritieren. Ein schonendes Verdrängen der freien Gingiva mittels Spatels hat sich hierbei bewährt. (Abb. 26).

5. Schlußbemerkungen

Wenn alle bisher aufgeführten Kriterien einer optimalen Pfeilerpräparation berück-

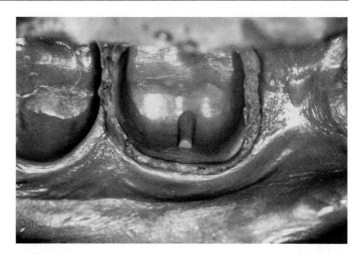

Abbildung 28 a

Abbildung 28 b

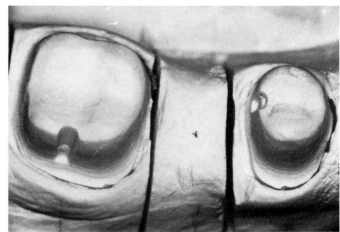

Abb. 28 a und b Alle Details des Stumpfes müssen auf Abdruck und Arbeitsmodell sichtbar sein.

sichtigt wurden, so sollte sich dies in einem problemlosen Ablauf der nachfolgenden Arbeitsgänge – sofern diese korrekt durchgeführt werden – bis hin zum Langzeiterfolg niederschlagen.

Ein erster Gradmesser wird sicherlich die Abdrucknahme sein. Sämtliche Elemente des präparierten Zahnes, vorab die Präparationsgrenze, aber auch zusätzliche Retentionshilfen, Platzangebot an zu verblendenden Flächen usw. sollten bereits im Abdruck und später natürlich auf dem Meistermodell deutlich erkennbar sein (Abb. 28).

Nach einer gründlichen Inspektion des Arbeitsmodelles verbleibt als Abschluß der Pfeilerpräparation vor dem Modellieren der definitiven Arbeit noch das Markieren der Präparationsgrenzen durch den Zahnarzt (Abb. 29).

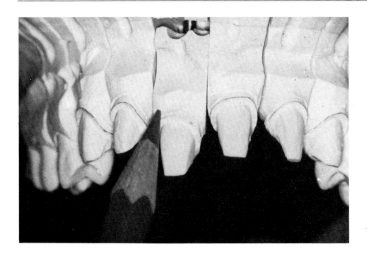

Abb. 29 Markieren der Präparationsgrenzen.

Literaturverzeichnis

1. *Baker, D.*
   A high speed method for finishing cavity margins. Brit Dent J 137, 391, 1974.

2. *Bauer, A., und A. Gutowski*
   Die orale Rehabilitation durch prothetische Maßnahmen (I + II). Quint 26, Ref FA 705, 1975, Quint 27, Ref FA 708, 1976.

3. *Belser, U.*
   Kronen- und Brückenprothetik. – Eine Literaturübersicht. Schweiz Mschr Zahnheilk 88, 154, 1978.

4. *Berman, M.*
   Vollkronen und der Gingivalrand. Quint 26, Ref Nr. III/5206, 1975.

5. *Dahl, B. L.*
   Dentine/pulp reactions to full crown preparation procedures. J Oral Rehabil 3, 341, 1976.

6. *Eichner, K.*
   Normal-, hoch- und höchsttouriges Bohren und Schleifen von Zahnhartsubstanzen. Carl Hanser Verlag, München 1966.

7. *Erpenstein, H.*
   Nachuntersuchung zur Kariesanfälligkeit und gingivalen Irritation von Teilkronen. Dtsch zahnärztl Z 32, 10, 1977.

8. *Feinberg, E.*
   Full shoulder preparations (in Fullmouth restorations in daily practise) (S. 1–17). J. B. Lippincott Co., Philadelphia 1971.

9. *Fisher, D., A. Caputo, H. Shillingburg und M. Duncanson*
   Photoelastic analysis of inlay and onlay preparations. J Prosth Dent 33, 47, 1975.

10. *Hermann, H. W.*
    Mantelkrone, Pulpa und Parodont in präventiver Sicht (1 + 2). Zahnärztl Welt/Ref 84, 254, 1975, Zahnärztl Welt/Ref 84, 316, 1975.

11. *Hoard, R., und J. Watson*
    The relationship of bevels to the adaption of intracoronal inlays. J Prosth Dent 35, 538, 1976.

12. *Hobo, S., und H. Matsuki*
    Accuracy of marginal fit of cast restorations. Dental Outlook (Japan) 43, 731, 1974.

13. *Ingraham, R., R. W. Bassett und J. R. Koser*
    Der Goldguß. Verlag »Die Quintessenz«, Berlin 1968.

14. *Johnsson, G., und M. Brannström*
    Reinigung und Isolierung präparierter Flächen (I + II). Quint 27, Ref. Nr. VIII/5425, 1976.

15. *Klötzer, W. T., und K. Langeland*
Tierexperimentelle Prüfung von Materialien und Methoden der Kronen- und Brückenprothetik. Schweiz Mschr Zahnheilk 83, 163, 1973.

16. *Lenz, P., und G. Krekeler*
Zur Präparationsgestaltung bei VMK-Kronen. Dtsch zahnärztl Z 31, 951, 1976.

17. *Leon, A. R.*
The periodontium and restorative procedures. J Oral Rehabil 4, 105, 1977.

18. *Lustig, P.*
Ein rationelles System der Kronenpräparation – revidiert und erweitert. Quint 27, Ref. Nr. III/15500, 1976.

19. *Marcum, J. S.*
The effect of crown marginal depth upon gingival tissue. J Prosth Dent 5, 479, 1967.

20. *Mayer, R.*
Zur Präparationsrandgestaltung bei oraler Rehabilitation. Dtsch zahnärztl Z 32, 120, 1977.

21. *McLean, J. W.*
Ein neuer Weg für die Anfertigung individuellen keramischen Zahnersatzes (die Vita-Pt-Technik). Quint 2, Ref. Nr. IV/160, 1976.

22. *Miller, C. J., und M. W. Belsky*
The full shoulder preparation for periodontal health. Dent Clin North Amer 83, März 1965.

23. *Mörmann, W., B. Regolati und H. Renggli*
Gingival reaction to well-fitted subgingival proximal gold inlays. J Clin Periodontol 1, 120, 1974.

24. *Palomo, F., und J. Peden*
Periodontal considerations of restorative procedures. J Prosth Dent 36, 387, 1976.

25. *Plischka, G.*
Präparation des Zahnstumpfes für Vollgußkronen mit oder ohne Stufe. – Die Hohlkehlenpräparation. Dtsch zahnärztl Z 16, 1082, 1961.

26. *Ramfjord, S.*
Periodontal aspects of restorative dentistry. J Oral Rehabil 1, 107, 1974.

27. *Rosenstiel, E.*
To bevel or not to bevel? Brit Dent J 138, 389, 1975.

28. *Shillingburg, H. T., S. Hobo und D. W. Fisher*
Preparations for cast gold restoration. Verlag »Die Quintessenz«, Berlin 1974.

29. *Shillingburg, H. T., S. Hobo und L. D. Whitsett*
Grundlagen der Kronen- und Brückenprothetik. Verlag »Die Quintessenz«, Berlin 1977.

30. *Sozio, R. B., und E. J. Riley*
A precision ceramic-metal restoration with a facial butted margin. J Prosth Dent 37, 517, 1977.

31. *Schärer, P.*
Probleme bei der Überkronung parodontalchirurgisch behandelter Zähne. Schweiz Mschr Zahnheilk 78, 776, 1968.

32. *Schmierer, A.*
Vergleichende Untersuchungen zur Paßgenauigkeit des Kronenrandes. Dent Lab 25, 1279, 1977.

33. *Schneider, D., M. Levi und D. Mori*
Porcelain shoulder adaptation using direct refractory dies. J Prosth Dent 36, 583, 1976.

34. *Schuchard, A.*
A histologic assessment of low-torque, ultrahigh-speed-cutting technique. J Prosth Dent 34, 644, 1975.

35. *Stambough, R. V., und J. W. Wittrock*
The relationship of the pulp chamber to the external surface of the tooth. J Prosth Dent 37, 537, 1977.

36. *Stern, N., und R. Grajower*
Tooth preparation for full coverage – basic principles and rationalized clinical procedures. J Oral Rehabil 2, 325, 1975.

37. *Stein, R. S., und M. Kuwata*
A dentist and a dental technologist analyze current ceramo-metal procedures. Dent Clin North Amer 21, 729, 1977.

38. *Strub, J. R., und U. Belser*
Parodontalzustand bei Patienten mit kronen- und brückenprothetischem Ersatz. Acta Parodontol 7, 35 in: Schweiz Mschr Zahnheilk 88, 569, 1978.

39. *Valderhaug, J., und J. Birkeland*
Periodontal conditions in patients 5 years following insertion of fixed protheses. J Oral Rehabil 3, 237, 1976.

40. *Weinberg, L. A.*
Esthetics and the gingivae in full coverage. J Prosth Dent 10, 737, 1960.

41. *Willey, R.*
Retention in the preparation of teeth for cast restorations. J Prosth Dent 35, 526, 1976.

7. Abdruckmethoden

F. Kopp

1. Einleitung

Das Abformen steht als entscheidende Phase am Ende der zahnärztlichen Maßnahmen und ist der Beginn einer umfangreichen und oft aufwendigen zahntechnischen Arbeit. Deshalb sollte diesem Behandlungsschritt allergrößte Sorgfalt gewidmet werden. Das betrifft die Ausführung des Abformens, die Wahl und Verarbeitung der dazu nötigen Materialien und die Herstellung der Modelle (*Pfannenstiel* 1972).

Der gesamte Arbeitsgang von der Abformung bis zum Guß ist als ein System zu betrachten, in dessen Mittelpunkt das Modell steht. Die einzelnen Faktoren müssen genau aufeinander abgestimmt sein ([2, 8, 19, 24]). Eine Änderung des einen hat stets Folgen für die anderen. Nur unter Berücksichtigung aller dieser Faktoren und deren Zusammenspiel ist es möglich, erfolgreich zu rekonstruieren.

2. Material und Methoden

2.1 Abformstoff (AS)

Bei der Wahl und Verarbeitung der Abformstoffe (AS) spielen physiologische, operationstechnische und labortechnische Faktoren eine Rolle:

– Gewebeverträglichkeit
– Materialaufbewahrung
– Materialvorbereitung
– Abdrucknahme
– Abdruckaufbewahrung
– Modellherstellung

2.1.1

Eine Systematisierung der Abformstoffe kann nach verschiedenen Gesichtspunkten vorgenommen werden. Vom chemisch-physikalischen Standpunkt aus unterscheiden wir heute vier Gruppen:

– irreversibel starre AS
  (Gips, Zn-Eugenol, Kunststoff)
– reversibel starre AS
  (thermische Kompositionsmassen, Guttapercha, Wachs)
– irreversibel elastische AS
  (Alginat, Elastomere)
– reversibel elastische AS
  (Hydrokolloid)

2.1.2.

Alle Abdruckstoffe außer Gips (leichte Expansion) machen nach der Abdrucknahme eine mehr oder weniger große, zeitabhängige Schrumpfung durch.

Die Elastomere machen nach dem Abbinden eine Polymerisationsschrumpfung und beim Entfernen aus der Mundhöhle eine thermische Kontraktion durch. Überlagert wird dieses Geschehen durch die elastische Rückstellung.

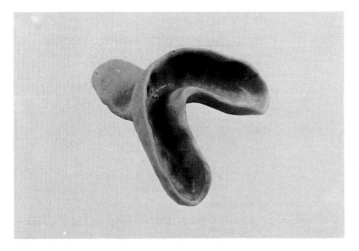

Abb. 1 Unterkieferabdrucklöffel mit distalem Auflager und Haltegriff.

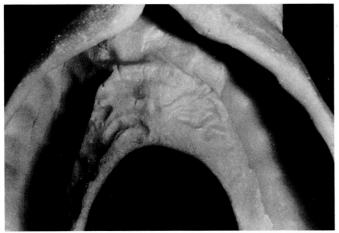

Abb. 2 Palatinales Auflager des Oberkieferabdrucklöffels.

2.2 Der individuelle Löffel

2.2.1. Herstellung

Um die negativen Einflüsse des Abformstoffes auf die Abdruckqualität minimal zu halten, soll zur Abformung ein individueller Löffel aus einem kaltpolymerisierenden Akrylatkunststoff verwendet werden.

Damit wird eine gleichmäßige Schichtdicke des Abformstoffes erreicht. Ideal für alle Elastomere sind ca. 3 mm (Voss 1972). Im Oberkiefer sichert ein festes Auflager im vorderen Bereich des harten Gaumens und ein distales Auflager, das gleichzeitig als Abdämmung dient, den geforderten Zwischenraum. Im Unterkiefer genügen dazu ein distales Auflager und ein in der Frontregion angebrachter Wachs-Stop.

3–4 mm Kunststoffdicke geben dem Löffel genügend Formstabilität. Ein in der Front angebrachter Haltegriff erleichtert das Entfernen des Abdruckes (Abb. 1 und 2).

92

2.2.2.

Produktspezifische Haftlacke, die bei allen Elastomeren auf den Löffel gepinselt werden, sorgen für eine maximale chemische Haftung des Abformstoffes. Sie wirken der Volumenveränderung entgegen (nach außen), was immer zu einem etwas vergrößerten Modell führt. Zusätzliche mechanische Haftung bringen am Löffel angebrachte Perforationen. *Einfeldt* (1973) gibt an, daß die Kraft, die beim Entfernen des Löffels durch Vakuum und untersichgehende Stellen entsteht, 1 kp/cm² (bei Impregum bis 12 kp/Zahn) beträgt, und fordert deshalb stabile Löffel mit Perforationen.

2.3. Die Gingivalsaumverdrängung

2.3.1. Indikationen:

- subgingivale Präparation (Ästhetik)
- Abdrucknahme
- Gerüst- oder Transferkappeneinprobe
- definitives Einzementieren einer kronen- und brückenprothetischen Arbeit

Sie geschieht ausschließlich unter Anästhesie und nur bei gesunder Gingiva (*Boitel* 1970).

2.3.2.

In der Literatur sind drei verschiedene Arten der Gingivalsaumverdrängung beschrieben (*Böttger* 1965, *Marx* 1965).

1. Mechanisch

- durch Einlegen verschieden dicker Baumwollfäden in den Sulcus gingivae (Abb. 3 und 4)
- durch spezielle Gummiringe (*Spang* 1969)
- (durch Metallhülsen, wobei der Überschuß des Befestigungszementes bis zu 24 Stunden belassen wird)

2. Chemisch

- durch Adstringenzien wie Alaun, Zinnchlorid usw.
- durch Kaustika, die sich von den ersteren nur durch ihre höhere Konzentration unterscheiden
- durch Vasokonstriktoren

3. Chirurgisch

- durch Desiccation mittels elektrochirurgischer Geräte (*Schön* 1969)

Oft werden die drei Arten in Kombination verwendet.

2.3.3.

Die Anwendung von flüssigen Adstringenzien, Kaustika, Katecholaminen und adrenalinhaltigen Baumwollfäden ist sehr umstritten, da in der Praxis immer wieder unliebsame Zwischenfälle auftreten (*Knolle* 1967).
Adrenalin hat seinen Angriffspunkt an der glatten Muskulatur der Gefäße. Durch Kontraktion kommt es zu deren Verschluß und zum Erschlaffen des Gewebes. Eine Anwendung epinephrinhaltiger Produkte ist also kontraindiziert:

- bei Herz-Kreislauf-Erkrankung
- bei Diabetes mellitus
- bei Hyperthyreoidismus

Dasselbe gilt für:

- entzündetes Gewebe
- freiliegenden Knochen
- Stellen, die mit alkoholischen Lösungen (Oberflächenanästhetika) vorbehandelt wurden. Diese wirken resorptionsfördernd.

2.3.4.

Bei Symptomen einer Überdosierung empfiehlt *Knolle* (1967):

- Inhalation von 3–6 Tropfen (50–100 mg) Amylnitrit, auf einen Tupfer geträufelt

93

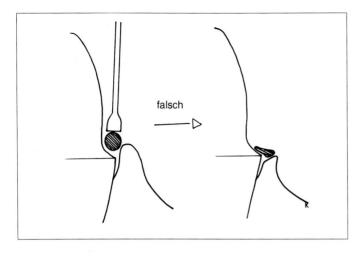

falsch

Abb. 3 Einlegen von Baumwollfaden in den Sulcus gingivae (falsch).

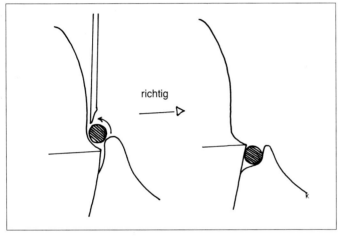

richtig

Abb. 4 Einlegen von Baumwollfaden in den Sulcus gingivae (richtig).

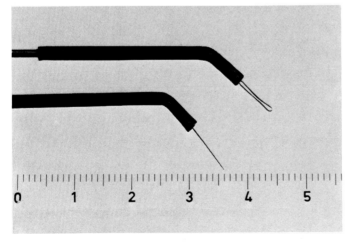

Abb. 5 Ansätze für Elektrochirurgie: Schlinge, Stäbchen.

– Nitrolingual®[1]: Die aufgebrochene Kapsel legt man unter die Zunge, wo dank der alkoholischen Lösung eine rasche Resorption erfolgt.

2.3.5.

Im Zusammenhang mit Adrenalin ist wichtig zu wissen, daß es bei unsachgemäßer Lagerung durch Oxidation leicht in das unwirksame Adrenochrom (rötlicher Farbstoff) übergeht. Verunreinigung oder Kontamination mit Metallinstrumenten haben die gleiche Wirkung. Adrenalin soll kühl und unter Lichtausschluß gelagert werden (*Knolle* 1967).

2.3.6.

Die Elektrochirurgie wird mit einer feinen flachen Schlinge oder mit einem zugespitzten Stäbchen durchgeführt. Dabei soll das Gerät stets auf „Schneiden" gestellt sein. Auf der zu behandelnden Stelle wird zuerst die vorzunehmende Bewegung geübt, bevor man sie unter Strom und unter einem Winkel von 15° zur Zahnoberfläche durchführt. Dieselbe Stelle darf erst nach 10 Sekunden wieder mit dem schneidenden Instrument berührt werden. Hält man sich nicht an diese Regel, kommt es zu Verbrennungen, zur Retraktion des Gingivalrandes oder gar zu einer Nekrose; abgesehen von den Schmerzen, die der Patient dadurch erleidet (Abb. 5).

2.4. Abdruckmethoden

Die folgende Nomenklatur hat sich für die Vielzahl der Abdruckverfahren und deren Modifikationen bewährt (*Wirz* 1977)

– Normalabdruck
– Einphasenabdruck
– Zweiphasenabdruck
– Korrekturabdruck

1 *Pohl-Boskamp*, Hocklockstedt, Holstein, D

– Wash-Technik
– Sandwichabdruck
– Cu-Ring-Kleinabdruck

Alle in der Literatur verwendeten Ausdrükke, wie z. B. Spritzabdruck, Doppelabdruck (*Stahl* 1956), Doppelmischtechnik (*Marxkors* 1967), können dem obigen Schema eindeutig zugeordnet werden.

Die aufgeführten Methoden sollen kurz erläutert werden.

Normalabdruck

Ein Abformstoff wird in einen vorfabrizierten Löffel gebracht und die Zahnreihe damit direkt abgeformt.

Einphasenabdruck

Die präparierten Zähne werden mit einem Abformstoff umspritzt. Ein Abformstoff gleicher Konsistenz und Provenienz wird gleichzeitig in einen individuellen Löffel gebracht und damit die gesamte Zahnreihe abgeformt (*Böttger* 1965).

Zweiphasenabdruck

Die präparierten Zähne werden mit leicht fließendem Abformstoff (light bodied) umspritzt. Danach wird die gleiche Masse in schwer fließender Konsistenz (regular bodied) mittels individuellen Löffels auf die abzuformende Zahnreihe gebracht (*Böttger* 1965, *Marxkors* 1967).

Korrekturabdruck

Er ist eine durch *Hofmann* (1965) weiterentwickelte Modifikation des Doppelabdruckverfahrens von *Stahl* (1956). Anstelle von Stentsmasse verwendet er ein zähflüssiges Silikon in vorfabrizierten Löffeln für den Erstabdruck über die präparierten Stümpfe und die gesamte Okklusalfläche.

Der Abdruck geschieht in beiden Kiefern mit einem möglichst kleinen Unterkieferlöffel und soll schon eine möglichst genaue Abbildung der präparierten Zähne ergeben. Nach dem vollständigen Abbinden wird der Erstabdruck mit Alkohol gereinigt und getrocknet und mit sehr wenig dünnfließender Zweitmasse gleicher chemischer Provenienz beschichtet und 10 Sekunden unter hohem Druck wieder auf die Zähne gepreßt, um danach ohne Druck abbinden zu können. Durch die Stempelwirkung soll die Zweitmasse den Präparationsrand und die Zahnfleischfurche exakt abbilden. Weitere Modifikationen sind bekannt, wo der Erstabdruck vor der Präparation gemacht wird oder die präparierten Zähne während des Erstabdruckes mit einer Folie abgedeckt werden, um der Zweitmasse mehr Raum zu geben (*Hofmann* und *Knoblauch* 1963, *Hofmann* 1965, *Knoblauch* 1966).

Bedenken

Beim Einfügen der Korrekturmasse wird auf die Erstmasse ein Druck ausgeübt, der eine elastische Verformung derselben zur Folge hat (*Marxkors* 1967, *Eichner* 1972).

Wash-Technik

Ein schwer fließender Abformstoff wird in einem vorfabrizierten Löffel auf die Zahnreihe gebracht, auf dieser kurz hin und her bewegt und vor dem Aushärten wieder entfernt. Mit leicht fließendem Abformstoff wird die Erstmasse sodann überdeckt und der Löffel gleich wieder in den Mund eingeführt, wo ein gemeinsames Abbinden der Erst- und Zweitmasse erfolgt.

Sandwichabdruck

Ein vorfabrizierter Löffel wird zuerst mit einer schwer fließenden, dann mit einer leicht fließenden Masse gleicher Art beschichtet und anschließend in den Mund gebracht.

Cu-Ring-Kleinabdruck

Der Kupferring dient hier als individueller Löffel. Die Abdruckmasse wird in den Cu-Ring und mit diesem über den abzuformenden Zahn gebracht. Sehr oft wird bei größeren Rekonstruktionen der Cu-Ring-Kleinabdruck mit Transferkappen und Gesamtabdruck verwendet (*Marxkors* 1967).

2.5. Modellherstellung

Bei der Modellherstellung sind folgende Punkte zu beachten:

– Aufbewahrungszeit und -milieu des Abdruckes (Volumenveränderungen)
– Art und Möglichkeit der Modellherstellung (Gips, Kupfer, Silber usw.)
– keine gegenseitige Beeinflussung von Modellmaterial und Abdruckmaterial
– Lösbarkeit des Abformstoffes vom Modellpositiv

Die nebenstehende Tabelle 1 von *Wirz* (1977) zeigt, welche Modellherstellung zu welchem Zeitpunkt für ein gegebenes Abformmaterial geeignet ist.

2.6. In unserer Abteilung angewandte Methoden:

1. Der Alginatabdruck (*Zelgan*®[1])

2.6.1.1. Indikationen:
– Studienmodell
– Gegenkiefermodell
– direkte Provisorienherstellung im Mund

2.6.1.2. Material

Wichtig ist, daß bei den Alginaten das vom Hersteller angegebene Pulver-Wasser-Verhältnis, die Verarbeitungszeit und die

1 De Trey, Zürich, CH

Tabelle 1:

Abformmaterial	Zeitpunkt	Modellherstellung
Alginate:	sofort	– Hart-/Spezialhartgips
Hydrokolloide	sofort, nach 1 h bei Lagerung in Leitungswasser	– Spezialhartgips
Polysulfide: (Thiokole)	nicht vor 6 h	– Spezialhartgips – galvanische Verkupferung
Silikone:	nicht nach 24 h	– Silbercyanidbad
Additionsvernetzende Silikone: (President[®1])	nicht vor 3 h	
Polyäthergummi: (Impregum[®2])	nicht vor 3 h	– Spezialhartgips – Silbercyanidbad

1 Colténe Inc., Altstätten, CH
2 Espe GmbH, Seefeld, Oberbayern, D

Abbindezeit strikt eingehalten werden. Man verwende nur destilliertes Wasser und mische unter Vakuum (Blasenbildung). Als Träger verwenden wir den Rimlok- oder Bakerlöffel.

Die Löffelgröße wird so gewählt, daß die Zahnreihe mit einem gleichmäßigen Zwischenraum umgeben wird. Um ein Durchdrücken während der Abdrucknahme zu verhindern, wird am Oberkieferlöffel ein sogenannter Gaumenstop mit Kompositionsmasse oder Belladi-Artikulations-Wachs[®3] angebracht. Die distale Wachsabdämmung verhindert ein Nach-hinten-Fließen der Masse und damit die Auslösung des Würgereflexes. Der Unterkieferlöffel wird entsprechend mit distaler Abdämmung, die gleichzeitig als Auflage dient, versehen. Ein im Frontbereich angebrachter Wachsstop sichert die optimale Position während der Abformung. Der Löffel wird mit Fix-Adhäsiv[®4] bestrichen (Abb. 6).

2.6.1.3. Methode

Währenddem die Helferin den Löffel füllt, streicht der Zahnarzt die speichelfreien Okklusalflächen mit dem Zeigefinger gut ein, damit keine Blasen entstehen können (Abb. 7). Ist dies geschehen, wird der Löffel in die richtige Position gebracht und ruhig gehalten. Eine Probe im Anrührbecher zeigt, wann das Alginat völlig abgebunden hat. Dann wird der Löffel ruckartig und senkrecht zur Zahnreihe entfernt. Es folgt die Kontrolle des Abdruckes (durchgedrückte Stellen, Blasen und Vollständigkeit).

Alles überschüssige Material wird mit einem Skalpell oder X-Acto-Messer[®5] entfernt. Ein Alginatabdruck muß sofort ausgegossen werden. Man streut wenig Gipspulver auf die Okklusalfläche und wäscht diese mit wenig Wasser und einem feinen Pinsel aus. Durch dieses Vorgehen werden die freien Alginsäuren und Mucine, die sich noch auf der Abdruckoberfläche befinden, gebunden und entfernt (Abb. 8 und 9).

3 *A. Ruscher*, Zürich, CH
4 Fix-Adhäsiv, De Trey, Zürich, CH

5 *Marcel Csuka*, Herzogstr. 17, Zürich, CH

97

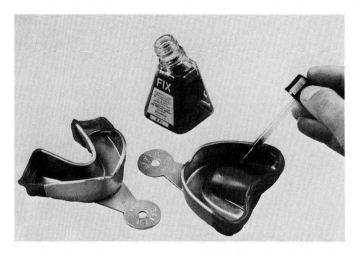

Abb. 6 Löffelvorbereitung für Alginatabdruck.

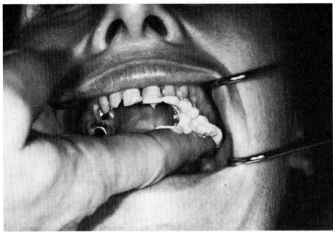

Abb. 7 Bestreichen der Okklusalfläche mit Alginat unmittelbar vor der Abdrucknahme.

2.6.2. Der Hydrokolloidabdruck (*Van R*®[1])

2.6.2.1. Indikation

Universell verwendbarer Abformstoff

2.6.2.2. Material

Das Hydrokolloid setzt sich aus 70 bis 85% Wasser, 8 bis 15% Agar-Agar (Meeralgen) und Zusätzen zusammen. Die Zusätze sind entscheidend für die chemischen und physikalischen Eigenschaften und sind pro-

1 *Van R*, Dental Products Inc., Los Angeles, USA

duktspezifisch. Das Hydrokolloid bildet bei 73–90° C ein dünnflüssiges Sol, das zwischen 37° C und 42° C zu einem elastischen Gel erstarrt. Da der Gelierungsprozeß reversibel und ein rein physikalischer ist, spielt die Schichtdicke im Löffel keine entscheidende Rolle.

Eine dickere Schicht ist wegen der elastischen Verformung des Materials während der Löffelentfernung sogar erwünscht. Eine mehrmalige Verwendung ist möglich, wird aber für den Praxisgebrauch nicht empfoh-

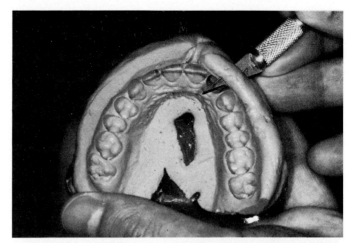

Abb. 8 Entfernen des über-
schüssigen Alginates (mit Skalpell).

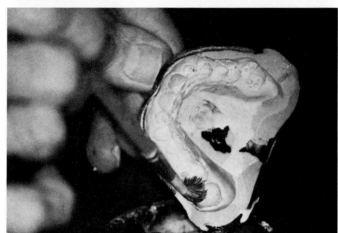

Abb. 9 Auswaschen des Alginatabdruckes mit Gipspulver
und Wasser.

len ([3, 4, 5, 11, 14, 21, 25]). Wir verwenden dop-
pelwandige oder mit Kühlröhren versehene,
retentive Löffel, die über ein Wasserlei-
tungssystem mit dem Unit verbunden werden können. Wir brauchen einen Konditioner, der aus drei getrennten Wasserbädern
besteht, die mit je einem Thermostaten
ausgerüstet sind (Abb. 10).

2.6.2.3. Methode
Die Abdrucknahme geschieht in drei voneinander unabhängigen Etappen:

1. Vorbereitung des Abdruckmaterials und
   des Patienten
2. Abdrucknahme
3. Modellherstellung

Zu 1: Das dickflüssige Hydrokolloid für den
Löffel (in Tuben) und das wasserhaltigere,
dünnfließende Material (in Sticks oder Karpulen aufbewahrt) werden im 100°-C-Bad
während mindestens 15 Minuten aufge-
kocht. Dann wird beides für mindestens 5

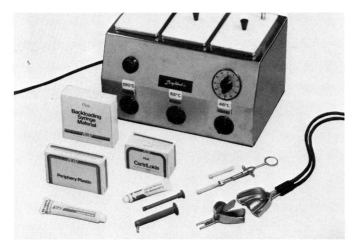

Abb. 10   Instrumentarium für
Hydrokolloidabdrucknahme:
– Kocher (Konditioner)
– Spritzen (2 versch. Modelle)
– Abdruckmasse für Spritzen
– Abdämmasse für Löffel
– Löffel mit Kühlschläuchen
– Abdruckmasse für Löffel

Minuten, aber maximal 48 Stunden ins Aufbewahrungsbad von 60 bis 65° C gebracht.

Während dieser Zeit werden um die präparierten Zähne Fäden (nur bei subgingival gelegenen Präparationsrändern) gestopft und 5–10 Minuten in situ gelassen. Sie sollen während dieser Zeit trocken bleiben.

Einen am Patienten ausprobierten, passenden Löffel dämmen wir distal mit Knetmasse[1] ab (Abb. 11).

Zu 2: Genau 5 Minuten vor der eigentlichen Abdrucknahme bringt die eine Gehilfin den mit heißem Tubenmaterial beschickten Löffel ins Temperierungsbad von 46° C. Diese Temperatur ist für den Patienten gerade noch erträglich. Die Karpulen werden direkt aus dem Aufbewahrungsbad verwendet, da sich das Material während des Herauspressens durch die Kanüle genügend abkühlt. Ist alles bereit, übergibt die eine Helferin dem Zahnarzt die Spritze, während die zweite Helferin die Verdrängungsfäden, einen nach dem anderen, entfernt. Der Zahnarzt fährt mit der Kanüle zuerst seitlich von

1 Periphery Plastic, Van R, Dental Products Inc., Los Angeles, USA

bukkal oder oral in den Interdentalraum, um die Stufengegend auszufüllen, bevor er die Kastengegend und schließlich die Okklusalregion mit Hydrokolloid bedeckt.

Nachdem alle Pfeilerzähne umspritzt sind, wird auch die Okklusalfläche der Restzähne bedeckt. 10 Sekunden vor Beendigung der Spritzphase gibt der Zahnarzt ein Zeichen, die zweite Helferin macht den Löffel bereit, indem sie die Oberfläche des Löffelhydrokolloids mit einer Gaze trocknet (damit sich Löffel- und Spritzenmaterial gut verbinden), und schließt ihn am Kühlsystem an. Der Löffel wird sofort in den Mund gebracht und während 3 Minuten ruhig gehalten. Während weiterer 3 Minuten dürfen die Kühlschläuche an die Lampe des Units gehängt werden, sofern auf den Löffel kein Zug wirkt.

Das Kühlwasser soll zwischen 13° und 20° C sein. Nach genau 6 Minuten ist die Hydrokolloidmasse zum elastischen Gel geworden. Der Löffel wird ruckartig und senkrecht zur Zahnreihe entfernt. Eine kurzdauernde Deformation ist für die elastische Rückstellung günstiger als ein lang-

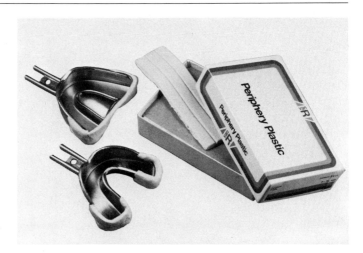

Abb. 11   Knetmasse für Löffel-
abdämmung.

sames „Herauswürgen". Es folgt die sofortige Kontrolle des Abdruckes.

Zu 3: Blutspuren am Abdruck sollen vorsichtig unter kaltem Wasser entfernt werden. Der Abdruck soll sofort ausgegossen
werden. Ist dies nicht möglich, kann er bis
zu 1 Stunde in Leitungswasser gelegt werden. Weniger gut sind Speziallösungen ([5]).
Niemals darf ein Abdruck im Hygrophor
oder an der Luft aufbewahrt werden. Ein
kurzes Eintauchen vor dem Ausgießen in
eine Kaliumsulfatlösung verfeinert die Oberflächen (*Castagnola, Wirz* und *Fenner*
1974). Die Modellherstellung mit einem minimal expandierenden Spezialhartgips
(*Velmix-Stone* [®1]) ergibt die exaktesten Modelle ([5]). Eine Galvanisierung dieses Ab-
drucks ist nicht möglich ([3, 4, 11, 14, 25]).

2.6.3. Der Polyäthergummiabdruck (*Impregum* [®2])

2.6.3.1. Indikation

Impregum[®2] ist ein universell verwendbarer

Abformstoff. Wir verwenden ihn meistens
als Zweiphasenabdruck.

Als vorbereitende Maßnahmen gelten:

– Herstellung eines individuellen Löffels
– Gingivalsaumverdrängung
– Untersichgehende Stellen mit Wachs[®3]
  ausfüllen (große Interdentalräume, Brük-
  kenzwischenglieder etc.)
– Trocknen der abzuformenden Zahnreihe

2.6.3.2. Methode

Zur Abdrucknahme werden zwei Gehilfinnen benötigt. Auf einem Mischblock liegt
das Abdruckmaterial für die Spritze (mit
Verdünner), auf einem zweiten das Löffelmaterial bereit.

Die erste Gehilfin mischt das Spritzenmaterial zu einer homogenen Masse (maximal
45 Sekunden). Während des Einfüllens in
die Spritze beginnt die zweite Helferin das
Löffelmaterial anzumischen.

Die erste Helferin überreicht dem Zahnarzt
die Spritze und ist anschließend für die Fa-

1 *Kerr Europe,* Scafati, I
2 Espe GmbH, Seefeld, Oberbayern, D

3 Bite Registration Wax, Amalgamated Dental, London, GB

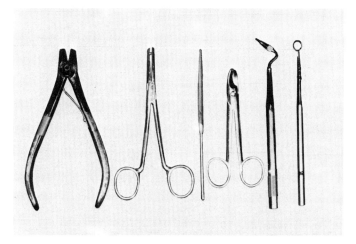

Abb. 12 Instrumentarium zur Vorbereitung des Kupferringes:
− Quetschzange
− Cardexzange
− Nadelfeile
− Kronenschere (abgebogen)
− Kronenbleistift
− Drahtmaß

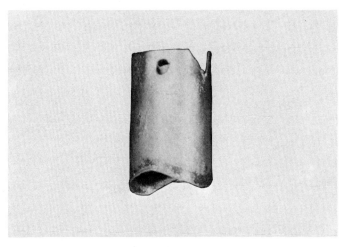

Abb. 13 Vorbereiteter Kupferring.

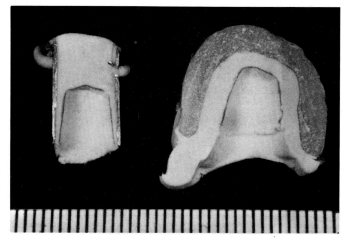

Abb. 14 Querschnittsvergleich zwischen Kupferring-Kleinabdruck und Elastomerabformung mit individuellem Löffel.

denentfernung zuständig. Währenddem der Zahnarzt einen Pfeiler sorgfältig (zuerst den Sulkus, dann den ganzen Zahn) umspritzt, entfernt die Helferin den Faden des nächsten Pfeilers. Zuletzt wird die gesamte Okklusalfläche überdeckt. Das Ganze sollte nicht länger als 2 Minuten dauern. Nun wird der Löffel eingeführt und eine Weile ruhig in situ gehalten. Die Abbindezeit beträgt 5 Minuten.

2.6.3.3. Hinweise

Die Vorbehandlung des Patienten mit speichelhemmenden Medikamenten (z. B. Bellafolin[1]) erleichtert das Trockenhalten der präparierten Zähne.

Nicht selten werden an unserer Klinik Hautallergien auf Impregum beobachtet. In solchen Fällen verwenden wir das neue additionsvernetzende Silikon President[2].

2.6.4. Cu-Ring-Kleinabdruck
(*Xantopren* gelb[3])

2.6.4.1. Indikation

Die Präparationsgrenze kann mit ringlosen Abformmethoden nicht dargestellt werden (enganliegender Gingivalsaum, viele Pfeilerzähne etc.).

2.6.4.2. Vorteile

Die Vorkontrolle der künftigen Rekonstruktion auf Paßgenauigkeit und Randschluß (mit galvanisiertem Stumpfmodell und Übertragungskappen) ist möglich.

Sie ist unbestritten die genaueste Methode ([25]). Sie hat allerdings den Nachteil, daß sie sehr viel zeitraubender ist als der Ein- oder Zweiphasenabdruck.

1 Sandoz Produkte AG, Basel, CH
2 Coltène Inc., Altstätten, CH
3 Bayer, Leverkusen, D

2.6.4.3. Material

Das Instrumentarium (Abb. 12).

2.6.4.4. Methode

Mit Hilfe des Umfangmessers wird ein Ring ausgesucht, der knapp über den Präparationsrand des abzuformenden Zahnes reicht. Der Ring wird nach dem Verlauf des Gingivalsaumes respektive des Präparationsrandes konturiert, mit zwei Abflußlöchern und einer bukkalen Kerbe versehen und innen angerauht. Ein akkurat angepaßter Ring ist ideal für die einzelne Pfeilerabformung, da er mit minimaler Schichtdicke des Abformstoffes (minimale Volumenveränderung) arbeitet (Abb. 13 und 14).

Die Ringinnenfläche wird nun mit dem produktspezifischen Haftlack versehen und mit Abformstoff gefüllt, welches vorher mit Reaktorflüssigkeit zu einer homogenen Farbe durchgeknetet worden ist (nach Gebrauchsanweisung der Herstellerfirma).

Ist der Sitz des übergestülpten Ringes auf dem Zahnstumpf geprüft, wird der Ring mit dem Zeigefinger gehalten, während mit einer Sonde die Überschüsse aus dem Gingivalsulkus entfernt werden. Dann bleibt der Abdruck unberührt bis nach dem vollständigen Abbinden der Abformmasse. Die Entfernung des Ringes geschieht mit zwei Sonden, die man direkt in die Abflußkanäle steckt und vorsichtig nach oben zieht. Nach der Kontrolle wird der Abdruck galvanisch verkupfert und ein Stumpfmodell mit Übertragungskappe hergestellt. Nach der Einprobe der Kappen am Patienten wird ein Gesamtabdruck (Impregum[4]) genommen.

3. Diskussion

Boitel (1977) definiert den genauen Abdruck folgendermaßen: ,,Ein Abdruck ist

4 Espe GmbH, Seefeld, Oberbayern, D

dann genau, wenn aus zwei verschiedenen Abdrücken derselben Präparation(en) zwei identische Modelle hergestellt werden können. Modelle sind dann identisch, wenn Wachsmodelle und Güsse von einem auf das andere Modell übertragen werden können und einen genauen Randschluß ergeben."

Er ist der Ansicht, daß nur das thermoreversible Hydrokolloid diesen Anforderungen entspricht.

Dieser Meinung steht jedoch die Arbeit von *Schwindling* (1970) gegenüber, der beweist, daß mit Impregum®[1] ebenfalls identische Modelle hergestellt werden können, wenn sie vor und während des Ausgießens in einem Raum von 33° C aufbewahrt werden.

Mit dieser Maßnahme kann auch die von *Berger, Marxkors* und *Meiners* (1973) bewiesene Ungenauigkeit, die bei Elastomeren durch Verdrängungseffekte und endogene Spannungen verursacht wird, beseitigt werden.

1 Espe GmbH, Seefeld, Oberbayern, D

Autoren wie *Finger* und *Lockowandt* (1972) diskutieren dagegen die Notwendigkeit des zu großen Modellstumpfes, um die Zementspaltdicke kompensieren zu können. Sie zeigen, daß durch geeignete Kombination von Abform- und Modellmaterialien und die Zeitpunktwahl der Verarbeitung günstige Resultate erzielt werden können.

Eine Abdruckmethode sollte aber dem Praktiker nicht nur konstante Genauigkeit erbringen, sondern auch rationell und wirtschaftlich sein (*Keel* 1971). Das Hydrokolloid ist mit Abstand das billigste Abformmaterial, und zur Abformung wird kein individueller Löffel benötigt. Dafür braucht es teure Apparaturen zu dessen Vorbereitung (*Shillingburg* 1977).

Wir sind der Meinung, daß mit den heutigen Materialien und den angegebenen Methoden ein optimales Ziel erreicht werden kann. Voraussetzung ist aber die genaue Kenntnis der verwendeten Materialien, deren Verträglichkeit untereinander und die Beherrschung der gewählten Abdrucktechnik.

Literaturverzeichnis

1. *Berger, H. J., R. Marxkors und H. Meiners*
   Abformgenauigkeit bei ringlosen Abdrücken. Dtsch zahnärzt Z 28, 1051–1054, 1973.

2. *Böttger, H.*
   Über die Abformung beschliffener Zahnstümpfe für Kronenarbeiten mit dem Doppelabdruckverfahren. Dtsch zahnärzt Z XIX, 3, 1965.

3. *Boitel, R. H.*
   Kurs über Goldinlays. Zürcher Fortbildungshefte Zeitgemäße Praxis Nr 1, 1970.

4. *Boitel, R. H.*
   Hydrokolloidabdrücke: Leitfaden für Zahnarzt, Gehilfinnen und Techniker. ZUI, Kronen- und brückenprothetische Abteilung 1977.

5. *Castagnola, L., J. Wirz und K. Fenner*
   Der heutige Stand der Hydrokolloid-Abformstoffe. Schweiz Mschr Zahnheilk 84, 11, 1974.

6. *Eichner, K.*
   Abdruck oder Abformung von präparierten Zähnen? Dtsch zahnärzt Z 27, 589–592, 1972.

7. *Einfeldt, H.*
   Zur Abformung mit elastomeren Materialien. Quint 11, 4919, 1973.

8. *Finger, W., und P. Lockowandt*
   Abform- und Modellmaterialien, eine funktionelle Einheit. Dtsch zahnärzt Z 27, 620–624, 1972.

9. *Hofmann, M., und M. Knoblauch*
Über den derzeitigen Stand der Abdrucktechnik bei festsitzendem Zahnersatz. Dtsch zahnärzt Z XVII, 19, 551, 1963.

10. *Hofmann, H.*
Der Korrekturabdruck. Ein neues Abdruckverfahren für festsitzenden Zahnersatz. Z W R 5, 160, 1965.

11. *Keel, P.*
Der Hydrokolloidabdruck in der Allgemeinpraxis. Quint 8, 4405, 79–85, 1971.

12. *Knoblauch, M.*
Erfahrungen mit der Doppelabdruckmethode (Korrekturabdruck). Dtsch zahnärzt Z 21, 1, 169–170, 1966.

13. *Knolle, G.*
Gefahren bei der Anwendung des Adrenalinfadens. Dtsch zahnärzt Z,21, 349, 1967.

14. *Lehmann, K. M.*
Der Hydrokolloidabdruck. Dtsch zahnärzt Z 30, 531–534, 1975.

15. *Marx, H.*
Über die verschiedenen Behandlungsmöglichkeiten des Gingivalsaumes bei Kronen- und Brückenarbeiten. Dtsch zahnärzt Z 20, 4, 379–384. 1965.

16. *Marxkors, R.*
Korrekturabdruck und Doppelmischverfahren. Quint 9, 3276, 51–59, 1967.

17. *Pfannenstiel, H.*
Das Abformproblem aus der Sicht des zahntechnischen Laboratoriums. Dtsch zahnärzt Z 27, 579–583, 1972.

18. *Schön, F.*
Elektrochirurgie in der Zahnheilkunde. Verlag »Die Quintessenz«, Berlin 1969.

19. *Schwickerath, H.*
Grundsätzliches zur Abformung und zu den Abformmaterialien. Dtsch zahnärzt Z 27, 91–95, 1972.

20. *Schwindling, R.*
Maßnahmen zur Vermeidung der Abbindekontraktion des Abformstoffes Impregum. Dtsch zahnärzt Z 25, 899–902, 1970.

21. *Shillingburg, H. T., S. Hobo und L. D. Whitsett*
Grundlagen der Kronen- und Brückenprothetik. Verlag »Die Quintessenz«, Berlin 1977.

22. *Spang, H.*
Über Abformung mit gummielastischen Massen und die Darstellung subgingivaler Präparation. Quint 6, 3865, 57–62, 1969.

23. *Stahl, E.*
Präzise Abdrücke nach dem Doppelabdruckverfahren, speziell für stufenlose Präparationen und Herstellung exakter Modelle für indirekte Kronen-, Brücken- und Inlayarbeiten. Dtsch zahnärzt Z X, 2, 46, 1956.

24. *Voss, R.*
Abformung und Modell – praktischen Forderungen und wissenschaftlichen Grundlagen. Dtsch zahnärzt Z 27, 96–118, 1972.

25. *Wirz, J.*
Zahnärztliche Materialkunde. Kompendium, Sommersemester 1977, Zahnärztliches Universitätsinstitut Zürich.

8. Okklusion in der Kronen- und Brückenprothetik

P. Schärer

A. Was versteht man unter Okklusion?

Der Begriff „Okklusion" umfaßt die Zähne in ihren gegenseitigen Kontaktverhältnissen und funktionellen Beziehungen zu den übrigen Teilen des Kausystems (Parodontium, Kiefergelenk, Muskulatur, Nervensystem). Die Okklusion wird durch total vier Determinanten bestimmt, nämlich drei anatomische und eine physiologische:

Anatomisch	1. + 2. Posteriore Determinante	Rechtes und linkes Kiefergelenk
	3. anteriore Determinante	Zähne
Physiologisch	4. Neuromuskuläres System	Parodontium Kaumuskeln Kiefergelenk Nervensystem

(nach *Guichet* 1969)

Die Unterkieferbewegungen werden durch folgende Faktoren beeinflußt:

- Muskulatur: Die Muskeln bewegen den Unterkiefer.
- Kiefergelenke: Die posteriore und anteriore Kontrolle der Okklusion, d. h. Kiefergelenk links und rechts, sowie die Zähne führen den Unterkiefer.
- Ligamente: Die Ligamente des Kiefergelenks begrenzen die Unterkieferbewegungen.

- Neuromuskuläres System: Das neuromuskuläre System kontrolliert die Unterkieferbewegungen.

Ziel jedes zahnärztlichen Eingriffes sollte es sein, eine harmonische Beziehung zwischen diesen Faktoren zu schaffen, wobei nach dem Prinzip des „nihil nocere" die Okklusion der Zähne bei der zahnärztlichen Behandlung an die übrigen Faktoren angeglichen werden sollte.

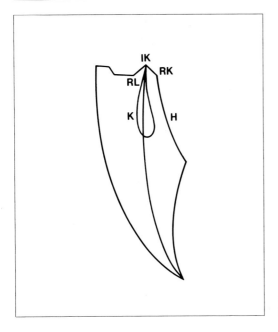

Abb. 1 Grenzbewegungen des Unterkiefers (Sagittalebene).

B. Begriffe

1. Bewegungen des Unterkiefers

- Funktionelle Bewegungen
- Grenzbewegungen

Die funktionellen Bewegungen, wie Kauen, Schlucken, Sprechen, verlaufen alle innerhalb des Grenzbewegungsbereiches des Unterkiefers.

Parafunktionelle Bewegungen (Bruxismus) werden bis in die äußersten Grenzstellungen hinaus durchgeführt (Abb. 1 und 2).

Da eine Okklusion auch bei den abnormal hohen Kräften durch Parafunktionen eine möglichst harmonische und gleichmäßige Belastung aller stomatognathischen Strukturen gewährleisten sollte, müssen die Grenzbewegungen

- bei Okklusionsanalysen,
- bei Rekonstruktionsarbeiten

mitregistriert, untersucht und berücksichtigt werden.

2. Klinisch wichtige Unterkiefergrenzpositionen

2.1. Die Hinge-axis

Die Übertragung der reinen Rotationsachse des Unterkiefers auf den Artikulator wurde bereits von *Fischer* (1926) empfohlen.

Jedoch erst die Gnathologen *McCollum* (1964), *Stuart* (1964) und *Lauritzen* (1964) haben die klinischen Methoden entwickelt, die uns heute erlauben, diese Achse aufs genaueste zu bestimmen und auf den Artikulator zu übertragen.

Die sogenannte „Hingebewegung" ist eine reine Rotationsbewegung, die der Unterkiefer in seiner retralen Grenzstellung ausführen kann. Sie weist deshalb folgende klinische Charakteristika auf:

- Als Grenzbewegung des UK ist sie repetierbar, d. h. selbst über eine längere Behandlungsphase jederzeit wiederholbar und als Referenzbeziehung zwischen OK und UK wieder verwendbar (Problem des

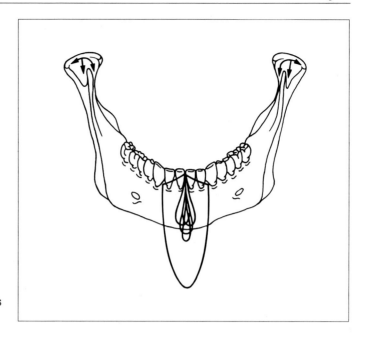

Abb. 2 Grenzbewegungen des Unterkiefers (Frontalebene).

„Remounting" größerer Rekonstruktionsarbeiten, Ausgangsstellung zur Okklusionsanalyse direkt im Munde) (Abb. 3).

– Als reine Rotationsbewegung ist dies die einzige Bewegung, die im Artikulator überhaupt in der sagittalen Ebene nachgeahmt werden kann (Abb. 4). Die Bestimmung ist klinisch einfach, wobei die Rotationsachse sich im Bereich des Kiefergelenkes befindet. Bei der Montage der Modelle im Artikulator in der gleichen Hingerelation wie beim Patienten sind Veränderungen in der vertikalen Bißhöhe möglich (über einen Bereich von 12–16 mm), ohne daß diese von den OK/UK-Beziehungen am Patienten abweichen. Da praktisch alle Bißnahmen in der Zentrik (Central Bearing Point, zentrische Handbißnahme) eine leichte Öffnung des Unterkiefers verlangen, kann der Artikulator nur dann wieder in eine zum Patienten identische Zahnkontakt-

stellung gebracht werden, wenn die Modelle im Instrument in der Hingerelation montiert wurden.

2.2. Die Retrusionskontaktstellung (RK) (sog. Centric relation)

Definition
Zahnkontaktstellung des maximal retrudierten Unterkiefers. Kann funktionell-reflektorisch während des Schluckaktes erreicht werden (*Graf* und *Zander* 1964).

Klinische Bedeutung
Die Hinge führt den Unterkiefer beim Schließen in die sog. Retrusionszahnkontaktstellung, die als Ausgangsstellung für Okklusionsanalysen und okklusale Rekonstruktionen verwendet wird, da sich in dieser Stellung der Kondylus des Kieferge-

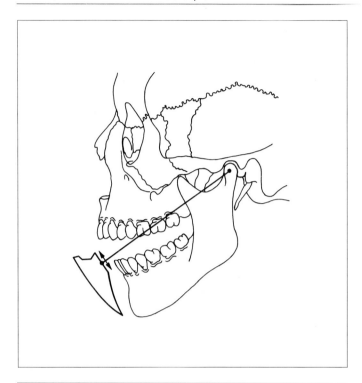

Abb. 3 Hingebewegung (reine Rotation).

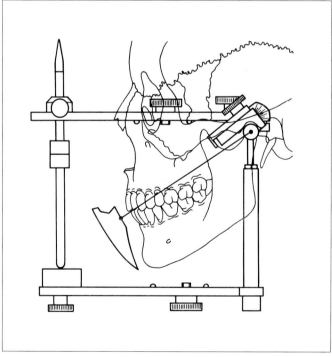

Abb. 4 Die Hingebewegung kann durch den Artikulator simuliert werden.

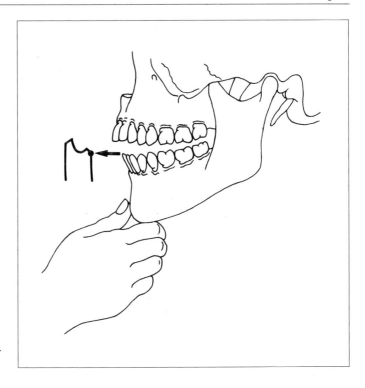

Abb. 5 Bestimmung der Retrusionskontaktstellung (RK).

lenks in einer nicht distrahierten, zentrierten Stellung zur Fossa befindet (Abb. 5) (*Ausnahme:* Kiefergelenksbeschwerdepatienten). Während bei der habituellen Schlußbißstellung der UK deplaziert sein kann durch evtl. Vorkontakte, ergibt die Retrusionskontaktstellung eine Zahnkontaktrelation zwischen OK und UK, die in bezug auf das Kiefergelenk vorzuziehen ist. Jede gelenkbezügliche Montage von Modellen im Artikulator wird deshalb mit Vorteil unter der Verwendung folgender zwei klinischer Schritte durchgeführt:

- Montage des OK in der Hingerelation mittels Gesichtsbogens
- Montage des UK in der zentrischen Relation

Verwendung von RK

- Okklusionsanalyse direkt im Munde des Patienten
- Zur Übertragung auf den Artikulator zur indirekten Okklusionsanalyse oder als Ausgangs- und Referenzstellung für Rekonstruktionsarbeiten

3. Klinisch wichtige funktionelle UK-Positionen

3.1. Die maximale Interkuspidation (IK)

Definition

Sie wird definiert als Unterkieferstellung bei maximalem Kontakt zwischen Höcker und Mulden der oberen und unteren Zahnreihen (Synonyme für IK: Zentralokklusion, habitu-

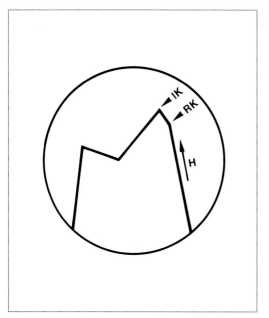

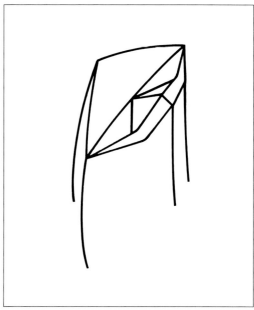

Abb. 6a Beziehung zwischen Retrusionskontaktstellung (RK) und Interkuspidationsstellung (IK).

Abb. 6b *Posselt*-Figur.

elle Okklusion). Die IK als wichtige funktionelle Grundstellung wird bei zwanglosem, habituellem Kieferschluß erreicht, wobei sich der Unterkiefer meistens nicht in zentrischer Relation zum Oberkiefer befindet.

Beziehung zwischen RK und IK (Abb. 6 a und b)
Im natürlichen Gebiß fallen nur bei ca. 10% der Fälle RK und IK zusammen. In diesen Fällen entspricht der IK eine sogenannte zentrische Okklusion, weil sich dabei der Unterkiefer in zentrischer Relation zum Oberkiefer befindet.
In den meisten Fällen (90%) kann zwischen RK und IK eine Gleitbewegung von 0,5–1,0 mm ausgeführt werden. Sie kann klinisch beobachtet werden, wenn man den

Patienten von der RK aus fest zubeißen läßt, bis sich die Ober- und Unterkieferzahnreihen in IK befinden (Abb. 6 c und d).

Zahnkontakte in IK
Die lingualen Höcker der Prämolaren und Molaren im Oberkiefer und die bukkalen Höcker der Prämolaren und Molaren im Unterkiefer okkludieren in ihren antagonistischen Fossae im Moment, da der Unterkiefer maximal geschlossen ist, d. h. in der maximalen Interkuspidationsstellung (IK) (Abb. 7). Diese okklusalen Kontakte können individuell variieren, müssen aber immer vorhanden sein, andernfalls wächst der Zahn heraus, kippt oder dreht sich und kann dadurch zu einem okklusalen Gleithindernis werden.

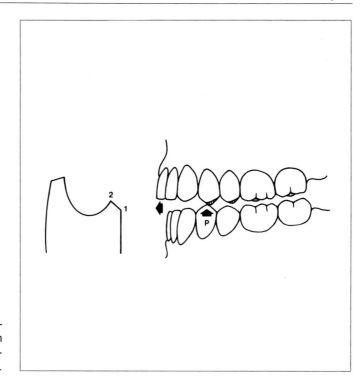

Abb. 6c Vorkontakt in Retrusionskontaktstellung (RK), beim Zusammenbeißen Gleiten in Interkuspidationsstellung (IK 1–2).

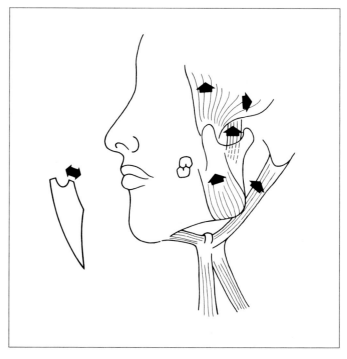

Abb. 6d Funktion der Schließmuskulatur.

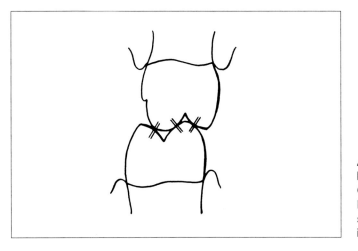

Abb. 7 Linguale Höcker der Prämolaren und Molaren im Oberkiefer okkludieren mit den Höckerabhängen der Zentralfissur der Prämolaren und Molaren im Unterkiefer.

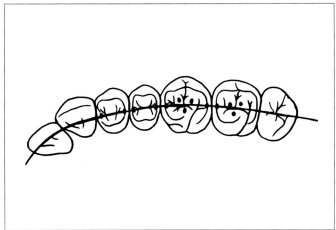

Abb. 8a Höcker-Randleisten-Kontakte (Ein-Zahn-zu-zwei-Zähne-Bezichung).

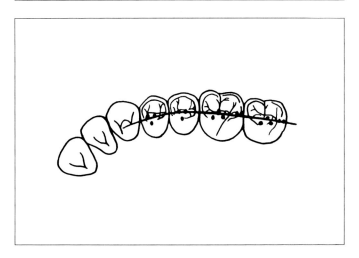

Abb. 8b Höcker-Fossa Kontakte (Ein-Zahn-zu-ein-Zahn-Beziehung).

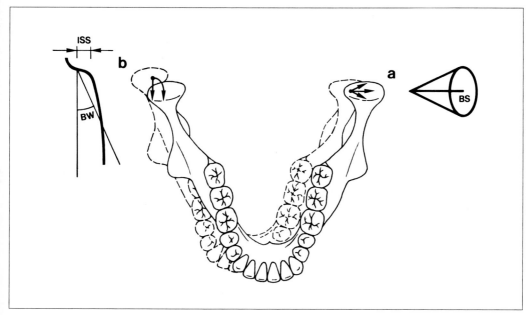

Abb. 9   Lateralbewegung des Unterkiefers (a = Arbeitsseite, b = Balanceseite, BW = *Bennett*-Winkel, BS = *Bennett*-Side-shift, ss = Immediate Side-shift).

Zahnkontaktbeziehungen in IK in der Rekonstruktion
Höcker-Randleisten-Beziehung (Abb. 8 a)

- Ein-Zahn- zu Zwei-Zähne-Beziehung (d. h., eine tragende Höckerspitze okkludiert mit den Randleisten zweier antagonistischer Zähne)
- Kommt im natürlichen Gebiß am häufigsten vor (90%)
- Erzeugt weniger Parafunktionen
- Okklusion für Füllungen, kleinere Restaurationen und in Totalprothetik

Höcker-Fossa-Beziehung (Abb. 8b)
- Ein-Zahn- zu Ein-Zahn-Beziehung
- Bessere axiale Belastung der Zähne
- Verhindert „Food-Impaction"
- Mit Vorteil in Kombination mit Eckzahnführung verwenden

- Okklusion für große Rekonstruktionsarbeiten, wenn obere und untere Antagonisten gleichzeitig aufgebaut werden können

3.2. Lateralbewegungen des UK (Abb. 9)

Laterale Unterkiefergrenzbewegungen sollten gleichfalls möglichst genau auf den Artikulator übertragen werden, da Parafunktionen auch in exzentrischen Grenzstellungen auftreten können. Artikulatoren sind dadurch charakterisiert, wie genau Sie die individuellen Werte von

- Kondylenbahnneigung,
- *Bennett*-Winkel,
- *Bennett*-Side-shift,
- Immediate Side-shift

einstellen können.

Die individuelle Einstellung der Lateralbewegungen ist vor allem im Zusammenhang mit dem Vermeiden von Balancekontakten von Bedeutung.

3.3. Die Balancekontakte

Die total balancierte Okklusion, die nur zum Verhindern des Abkippens der totalen Prothesen von *Bonwill* (1887) empfohlen wurde, ist bei parodontal getragenen Arbeiten nicht nur unnötig, sondern sollte vermieden werden. Selbst leichte Balancekontakte können bei unilateralen Kauern (ca. 40% der Bevölkerung) relativ rasch zu Vorkontakten auf der Balanceseite (Hyperbalancen) führen, die sowohl für das Kiefergelenk wie für das Parodontium der Molaren äußerst schädlich sind.

C. Okklusionskonzepte

Die oft verwirrende Vielzahl verschiedener Okklusionskonzepte beruht auf der unterschiedlichen Bewertung der grundlegenden Faktoren, d. h., je nach Konzept werden andere Faktoren als Hauptfaktoren in stärkerem Maße berücksichtigt.

1. Okklusionstyp

– bilateral equilibriert = balanciert
– unilateral equilibriert (keine Balance auf der Balanceseite), hingegen Gruppenkontakt auf der Arbeitsseite
– Eckzahn geführt = Disklusion (reine Eckzahnführung auf der Arbeitsseite ohne Balance)

2. Art der Verzahnung

– Höcker – Randleiste = 1-Zahn- zu 2-Zahn-Kontakt antagonistischer Zähne
– Höcker – Fossa = 1-Zahn- zu 1-Zahn-Kontakt antagonistischer Zähne

3. Art des Zahnkontaktes in Beziehung zum Kiefergelenk

– Okklusion in zentrischer Relation = centric related occlusion
– Okklusion in zentrischer Relation und habitueller zentrischer Okklusion = long centric
– myozentrische Okklusion in myozentrischer Relation
– gelenkbezügliche Okklusion nach zentraler Stützstiftmethode

4. Was ist die Funktion einer parodontal abgestützten Rekonstruktion?

a) Verbesserung der Kaufunktion oder
b) Verbesserung der Kaufunktion und Verhinderung okklusal bedingter Schädigungen im stomatognathen System innerhalb des gesamten Zahnkontaktbereiches des Unterkiefers (d. h. Verhinderung von Parafunktionen resp. Reduktion parafunktioneller Schädigungen)?

Aus den klinischen Erhebungen folgender Faktoren:

– Gesundheitszustand des Parodontiums,
– Festigkeitsgrad der Zähne,
– Zustand und Funktion der Kaumuskulatur,
– Funktion des Kiefergelenkes,

ergeben sich die Behandlungsziele eines Eingriffes in die Okklusion. Die Frage ist: In welchem funktionellen Bereich muß die Okklusion behandelt werden, um diese Strukturen gesund zu erhalten?

a) Interferenzfreie Okklusion innerhalb eines arbiträren Funktionsbereiches oder
b) interferenzfreie Okklusion über den gesamten Zahnkontaktbereich, also bis in die Grenzstellungen des Unterkiefers.

Argumente für a:

– Bei der Einstellung des Unterkiefers in eine Grenzstellung wird eine unphysiologische Kieferrelation zur Rekonstruktion verwendet, da der Unterkiefer nicht im Grenzbereich funktioniert (*Glickman* 1967, *Sheppard* 1962).
– Gefahr der Retralforcierung des Unterkiefers bei gelenkgeschädigten Patienten (*Gerber* 1970).

Argumente für b:

– Der Unterkiefer erreicht sowohl beim Schlucken (*Graf* und *Zander* 1964) wie beim Kauen (*Clayton* 1971, *Lundeen* 1973) den Grenzbereich, wenn er nicht durch limitierende Vorkontakte daran gehindert wird. Nur bei der Harmonisierung der Okklusion bis in den Grenzbereich hinaus können Parafunktionen verhindert werden.
– Die Retrusionskontaktstellung (RK) ist die einzige Zahnkontaktstellung, die als Ausgangspunkt für Okklusionsanalysen und Rekonstruktionsarbeiten benutzt werden kann, da beim Patienten mit gesundem Kiefergelenk in RK die Kondylen in bezug auf die Fossa zentriert sind (RUM = Rearmost, Uppermost, Midmost).
– Die Hingerelation ist die einzige Unterkieferbewegung, die als Grenzbewegung reproduzierbar ist, nämlich

a) im Artikulator, da eine reine Rotationsbewegung mit Zentrum im Bereiche des Kondylus,
b) am Patienten über eine längere Zeitspanne.

Dieser Faktor wird um so wichtiger, je größer und komplizierter die Rekonstruktionsarbeit ist (diagnostisches Aufwachsen, Frontzahnführung, Remontage, Nacheinschleifen usw.).

D. Zusammenfassung

Der Vergleich der verschiedenen Okklusionskonzepte (Tabelle 1 auf der nächsten Seite) zeigt, daß in der Totalprothetik und im natürlichen Gebiß andere Behandlungsziele angestrebt und deshalb andere klinische Methoden verwendet werden sollten.

117

Tabelle 1:

Natürliches Gebiß	Totalprothetik
Keine balancierte Okklusion notwendig. Da Balancevorkontakte (Hyperbalancen) sehr schädlich sind, sollten potentielle Vorkontakte in Form einer balancierten Okklusion vermieden werden. Im Idealfall Höcker-Fossa-Relation zur Stabilisierung antagonistischer einzelner Zähne.	Balancierte Okklusion zur Stabilisierung und Kippvermeidung der Prothese bei Lateralbewegungen.
Rekonstruktion der natürlichen Anatomie des Zahnes, jedoch funktionell ohne Gleithindernisse und Vorkontakte.	Therapeutisch kaustabile Okklusalflächen (Condyloform, Myerson-Sears, Nullgradzähne).
Je größer die Rekonstruktionsarbeit, um so genauere Reproduktion der individuellen Unterkieferbewegungen im Artikulator.	Mittelwertartikulatoren mit arbiträrer Montage der Modelle.
Zentrische Bißnahme soll nach der Retrusionskontaktstellung führen, die als Ausgangspunkt für Okklusionsanalyse und Rekonstruktionsarbeiten dient.	Zentrik nach *McGrane* (*Gerber*) oder mit zentrischem Wachsbiß (*Lauritzen*).

Cave
Bei Patienten mit Kiefergelenksbeschwerden kann die Okklusion nicht in der Retrusionskontaktrelation aufgebaut werden.

Kiefergelenksbeschwerdepatienten müssen zuerst beschwerdefrei sein und sollten zudem röntgenologisch kontrolliert werden (*Egli* 1969).

Tabelle 2:

Indikations-bereich	Totale Rekon-struktionen	Einschleifen, kleinere kronen-brücken-prothe-tische Arbeiten	Totalprothetik USA	Totalprothetik Zürcher Schule
Zentrierung des Unter-kiefers	Point Centric in Retrusions-kontaktstellung (RK)	Long Centric = Gleitbewegung (<0,5 mm) von Retrusionskon-taktstellung (RK) zur max. Interkuspida-tionsstellung (IK)	Point Centric	Gelenkbezügliche Zentrik, teilweise anterior von RK
Disklusion im Seiten-zahngebiet bei Lateral-bewegungen	Eckzahnführung keine Balance	Gruppenkontakt keine Balance	Gruppenkontakt Balance	Gruppenkontakt Balance
Höckerplazie-rung gegenüber Antagonisten	Höcker zu Fossa	Höcker zu zwei Randleisten	Höcker zu zwei Randleisten	Höcker zu Fossa
Klinisches Hauptproblem	Gelenkbezüg-liche Repro-duzierbarkeit der Kieferre-lation bei allen Behand-lungsphasen	Optimale Harmonisierung der Okklusion mit minimalem Zeitaufwand u. minimaler Ver-änderung der natürlichen Zähne	Stabilisierung der Prothesen in gelenkbezüg-lich korrekter Relation	Stabilisierung der Prothesen in gelenkbezüg-lich korrekter Relation
Klinisches Vorgehen	Bestimmen der Hinge Axis, Übertragung auf Artikulator, zen-trische Biß-nahme in Hinge-relation, indi-viduelle Ein-stellung der Lateralbewegung	Direktes Einschleifen im Munde, ausgehend von Retrusions-kontaktstellung (RK)	Bißnahme in Hingerelation (*McGrane* oder Wachsbiß) Montage in arbi-trär bestimmter Rotationsachse des Unterkiefers	Bißnahme nach *McGrane* Montage in arbi-trär bestimmter Rotationsachse des Unterkiefers

Literaturverzeichnis

1. *Bonwill, W. G. A.*
   Geometrical and mechanical laws of the human teeth. Amer System Dent 2, 1887.

2. *Clayton, J. A.*
   Border positions and restoring occlusion. Dent Clin North Amer 3, 525, 1971.

3. *Clayton, J. A., W. E. Kotowicz und J. M. Zahler*
   Pantographic tracings of mandibular movements and occlusion. J Prosth Dent 4, 389, 1971.

4. *Egli, U.*
   Das Röntgenbild in der kiefergelenkbezüglichen Okklusionsdiagnostik. Schweiz Mschr Zahnheilk 79, 1220, 1969.

5. *Fischer, R.*
   Beziehungen zwischen den Kieferbewegungen und der Kauflächenform der Zähne. Zahnärztliches Institut Zürich, 1926.

6. *Gerber, A.*
   Okklusionslehre, Okklusionsdiagnostik und Okklusionsbehandlung im Wandel unserer Aspekte. Schweiz Mschr Zahnheilk 80, 447, 1970.

7. *Glickman, I.*
   Occlusion and the periodontium. J Dent Res 46, 53, 1967.

8. *Graf, H., und H. A. Zander*
   Okklusale Zahnkontakte und Muskelaktivität beim Kauen und Schlucken. Schweiz Mschr Zahnheilk 74, 495, 1964.

9. *Guichet, N. F.*
   Applied gnathology: Why and how? Dent Clin North Amer 3, 687, 1969.

10. *Lauritzen, A. G., und L. W. Wolford*
    Occlusal relationships: The split-cast method for articulator techniques. J Prosth Dent 14, 256, 1964.

11. *Lundeen, H. C.*
    Centric relation records: The effects of muscle action. J Prosth Dent 31, 244, 1973.

12. *McCollum, B. B.*
    Dentistry as a health service. Cal Mag-Coe Labs, Chicago 1964.

13. *Sheppard, I. M.*
    Anteroposterior and posteroanterior movements of the mandible and condylar centricity during function. J Prosth Dent 12, 86, 1962.

14. *Stuart, C. E., und H. Stallard*
    Why an axis? J So Calif State Dent Ass 32, 204, 1964.

9. Remontage

L. Müller

1. Einleitung

Die Remontage (engl.: remount) ist ein technischer Vorgang während oder nach einer rekonstruktiven Behandlung. Die Gerüstmodelle werden ein zweites oder, wenn nötig, mehrere Male in den Artikulator eingebaut – remontiert. Die Notwendigkeit dieser Behandlungsphase ergab sich aus der Erfahrung in der Anfertigung von größeren, fixen Gußrekonstruktionen ([1, 21]). Die Technik ist keineswegs neu in der rekonstruktiven Behandlung und wird wiederholt als ein wesentlicher Schritt zur Betreibung (sog. Reartikulation) einer erfolgreichen Prothetik empfohlen ([5, 15, 19, 20, 29, 30, 37]).

Trotz gewissenhaftester und modernster Technik sind bei der Eingliederung von abnehmbaren und fixen prothetischen Rekonstruktionen immer wieder Mängel und Fehler festzustellen ([4, 15, 22, 25, 37]). Je größer die diagnostizierten Probleme des Patienten und die technische Arbeit sind, um so eher müssen Schwierigkeiten im Behandlungsablauf einkalkuliert werden. Bei Gußarbeiten sind vor allem Paß- und Formfehler sowie okkluso-artikuläre Interferenzen zu korrigieren ([1, 22, 33, 40]).

Wie mühsam gerade das Einschleifen der intermaxillären Interferenzen für Zahnarzt und Patient sein kann, ist jedem Zahnarzt wohl bekannt. Das Ziel der Remontage ist es, die okkluso-artikulären Interferenzen einer technischen Rekonstruktion ohne psychische Belastung des Zahnarztes und des Patienten im Labor zu entfernen.

Als einziger untersuchte *Holt* (1977) statistisch die Beziehung zwischen Remontage und okkluso-artikulären Schleifkorrekturen bei der Eingliederung von Totalprothesen. Durch die Remontage konnte er eine hochsignifikante Abnahme der okkluso-artikulären Schleifkorrekturen an den Totalprothesen im Munde des Patienten nachweisen. *Holt* (1977) und auch *Nagle* et al. (1969), berichteten, daß die Prothesenträger mit einem remontierten Zahnersatz zufriedener waren und sich viel weniger in der Nachbehandlungsphase beklagten.

2. Fehlerquellen

Die Ursachen von Gerüstfehlern sind physikalisch-biologischer Natur – d. h. Unzulänglichkeiten der Behandlungsmittel und der Behandler selbst (Zahnarzt und Techniker). Daß trotzdem ein therapeutischer Erfolg erreichbar ist, hängt wesentlich von einer perfekten Behandlungsplanung und -durchführung ab. Die Kunst der erfolgreichen Rekonstruktion ist es, den individuellen physio-pathologischen Gegebenheiten des Patienten angepaßt, ein Gleichgewicht zwischen Material, Technik und Behandlung zu finden.

a) Materialeigenschaften

Jedes Material hat seine spezifischen Grenzen ([8, 35]). Sie sind fabrikatgebunden und können von Zahnarzt und Techniker nicht wesentlich beeinflußt werden. Bei den Materialeigenschaften führen hauptsächlich die unterschiedlichen Volumenverhalten der Stoffe zu Ungenauigkeiten ([7, 28, 41]). Durch geeignete Kombination verschiedener Materialien können Zahnarzt und Techniker die arteigenen Ungenauigkeiten der Stoffe ausgleichen und ein befriedigendes Resultat erzielen ([7, 8, 35]).

b) Materialverarbeitung

Eine der größten Fehlerquellen wird durch unsachgemäße Verarbeitung der Abdruckmaterialien und der Abdrücke verursacht ([4, 8, 23, 32, 35, 41, 42]). Ungenaue Mischverhältnisse, ungenügende Mischvorgänge oder falsche Lagerung sind nur einige von vielen Fehlern. Die meisten Verarbeitungsmängel können durch aufmerksames Lesen und genauestes Befolgen der Gebrauchsanleitungen ausgeschaltet werden.

c) Arbeitsmethode

Eine gründliche Befundnahme, eine klare Diagnosestellung und deren folgerichtige Therapieplanung im Mittel und in der Technik bereiten oft Schwierigkeiten ([2, 4, 6, 7, 9, 11, 13, 14, 16, 18, 21, 24, 27, 36, 38]). Unbeachtete Parodontalläsionen, versteckte Muskel- und Kiefergelenksbefunde, mangelhafte oder falsche Behandlungsmittel leiten häufig einen Mißerfolg ein. Es ist jedoch zu bedenken, daß die besten technischen Hilfsmittel den Patienten nicht ersetzen und kleinere Gerüstkorrekturen am Patienten unvermeidbar sind ([21, 40]).

d) Klinik der Arbeitsmethode

Es besteht eine direkte Beziehung zwischen Korrekturaufwand einer technischen Arbeit und der Arbeitsgenauigkeit von Zahnarzt

und Techniker ([8, 21, 22, 35]). Unsaubere Abdrucknahme und Modellherstellung, fehlerhafte Bißnahmen, mangelhafte Registrierung und Modellmontage, Konstruktions- und Handhabungsmängel des Artikulators, unterlassene Überprüfung der Laborarbeiten und mangelnde Selbstkritik sind einige der immer wiederkehrenden klinischen Fehlerquellen ([2, 4, 6, 10, 13, 15, 16, 18, 21, 24, 26, 28, 36]). Es ist die schwierigste und mühevollste Pflicht jedes Zahnarztes und Technikers, sich einer steten Kontrolle zu unterziehen.

e) Physio-pathologische Veränderungen

Die drei häufigsten Störungen sind Änderungen des muskulären Gleichgewichtes, Stellungsänderungen des Diskus oder Kieferköpfchens und Zahnwanderungen. Der Grundstein wird meistens in der mangelhaften Diagnose und Therapieplanung gelegt ([1, 2, 6, 12, 16, 18, 36]). Mit einiger Vor- und Voraussicht sind auch nach Vorbehandlungen durch den Parodontologen, Chirurgen oder Orthodonten keine wesentlichen Veränderungen zu erwarten.

f) Therapiefehler

Die Fehler, die in dieser Gruppe diskutiert werden, treten hauptsächlich durch fachliche Unkenntnis auf. Falsche Diagnose, falsche Planung und Durchführung der Therapie ([2, 6, 17, 21, 24, 31]) bereiten den Mißerfolg einer Rehabilitation vor. Kein Zahnarzt ist vor Therapiefehlern gefeit, aber Mißerfolge aus fachlicher Unkenntnis und Ignoranz sind unentschuldbar.

3. Indikationen

Inwieweit eine Remontage sinnvoll ist, steht bei kleineren Gußarbeiten im Ermessen des behandelnden Zahnarztes ([21, 40]). Bei ausgedehnteren oder technisch komplizierteren Rekonstruktionen ist sie meist ein notwendiger Zwischenschritt im Behandlungsablauf ([1, 21, 22, 33, 39, 40]). Eine kurze Analyse der Zentrik und der Funktionsbewegungen leistet eine wertvolle Entscheidungshilfe ([21, 40]). Eine Remontage ist indiziert bei ([21]):

– ungenauen Modellen (z. B. Verzugsfahnen, schaukelnder Wachsbiß)
– partiell oder total zahnlosen Kieferabschnitten
– Gerüsten mit großer Spannweite, verlöteten Gerüsten
– mangelhafter oder fehlerhafter Frontzahn-, Eckzahn- oder Gruppenführung
– Aufbau einer neuen Frontzahn-, Eckzahn- oder Gruppenführung
– Kiefergelenksfällen

4. Unterlagen und Zeitpunkt der Remontage

Folgende vier Unterlagen ([1, 21, 22, 33]) werden für eine Remontage benötigt:

a) ein Gerüst: in Sitz und Randschluß paßgenau, evtl. verlötet und verblendet
b) ein Remontagemodell
c) ein Oberkiefer- und Unterkiefertransfer: schädel- bzw. gelenkbezüglich
d) ein Artikulator: halb- oder ganzeinstellbar

Das Gerüst muß genau auf den präparierten Zahnstumpf passen, um intermaxilläre Kippungen zwischen Oberkiefer- und Unterkiefermodell zu vermeiden. Falls entsprechend Tabelle 1 eine einmalige Remontage durchgeführt wird, muß das Gerüst fertig verblendet und verlötet sein.

Das Remontagemodell soll sowohl die intramaxillären wie auch die parodontalen Relationen eines Gerüstes wiedergeben. Es wird mittels eines gebräuchlichen Abdruck-

Tabelle 1:
Verschiedene Möglichkeiten zur Wahl des Remontagezeitpunktes (A, B, C) während einer prothetischen Rekonstruktion.

A.	nach fertiggestellter Arbeit im OK und UK
	– einmalig
	– mehrmalig
B. 1.	nach fertiggestellter Arbeit im OK
2.	nach fertiggestellter Arbeit im UK
C. 1.	nach Verlöten des OK-Gerüstes
2.	nach Verblenden des OK-Gerüstes und Verlöten des OK-Gerüstes
3.	nach fertiggestellter Arbeit im OK und UK

verfahrens (Tabelle 2) hergestellt. Von entscheidender Bedeutung ist bei allen Remontageabdrücken ein abdruckscharfer Okklusionsschlüssel zur eindeutigen Reposition der Gerüste im Abdruck. Um die relative Instabilität des Alginates auszugleichen, empfiehlt es sich, eine im Labor oder im Munde hergestellte Akrylatschiene (z. B. *Duralay*®[1]) auf den Zahnbogen als Okklusionsschlüssel provisorisch einzuzementieren (z. B. Temp-bond®[2]). Den gleichen Dienst erfüllen auch Rosagips oder Abdruckkerr, welche im Munde des Patienten auf die Gerüstokklusion aufgetragen werden. Anstelle des Alginatabdruckes mit einer Kunststoffschiene kann ein Rosagips-Gesamtabdruck bis zum Zahnäquator genommen werden. Die elastomeren Abdruckstoffe mit einem individuellen Löffel ermöglichen ein drittes Remontageabdruckverfahren.

Der Remontageabdruck wird mit Modellgips ausgegossen. Es empfiehlt sich, für die Stümpfe einen Kunststoff (z. B. *Duralay*®[3]) oder ein niedrig schmelzendes Metall zu

1 Reliance Dental MFG. Co, Worth, Ill. 60482, USA
2 Sybron/Kerr Europe, I-84018 Scafati, I
3 Reliance Dental MFG. Co, Worth, Ill. 60482, USA

Tabelle 2:
Verschiedene Verfahren der Abdrucknahme zur Herstellung eines Remontagemodelles

Abdruckmaterial	Löffel	Repositionsschlüssel
Alginat	normierter	A. Akrylatschiene – mit oder ohne Draht – im Labor oder im Munde gefertigt
	normierter	B. – Rosagips – Abdruckkerr
Rosagips	normierter	–
Elastomere Abdruckstoffe	individueller	–

Tabelle 3:
Verschiedene Methoden (M) der Eingliederung einer prothetischen Arbeit ohne (M I) und mit (M II + III) Remontage.

G viele okkluso-artikuläre Schleifkorrekturen
K wenig okkluso-artikuläre Schleifkorrekturen

	Methode M		
	I	II	III
Remontage	–	+	+
Gerüstabdruck	–	+	+
Artikulator	+	+	+
arbiträr	+	+	–
Transfer			
Hinge-axis	–	–	–
habituell	+	–	–
Bißnahme			
zentrisch	–	+	+
im Labor	–	+ G	+ G
Einschleifen			
am Patienten	+ G	+ K	+ K

verwenden, damit die Gerüste besser vom Modell zu entfernen sind.

Um eine reproduzierbare Remontage zu gewährleisten, sind ein schädelbezüglicher Oberkiefer- und ein gelenkbezüglicher Unterkiefertransfer sowie ein halb- oder ganzeinstellbarer Artikulator nötig. Eine wertvolle Hilfe leisten dabei die tätowierten Achsenpunkte. Das Nehmen des zentrischen Registrates (Unterkiefertransfer) ist der wichtigste Schritt der Remontage. Für die meisten okkluso-artikulären Interferenzen sind fehlerhafte Bißnahmen verantwortlich ([1, 4, 13, 21, 24, 29, 30]).

Es ist meistens sinnvoll, die Remontage am Schluß einer Behandlung durchzuführen (Tabelle 1: Zeitpunkt A). Es steht aber im Ermessen des Zahnarztes, seine Rekonstruktionsarbeiten in Zwischenphasen zu kontrollieren (Tabelle 1: Zeitpunkt B oder C), was mehrheitlich in der Literatur ([1, 21, 22, 33]) bei anspruchsvollen und komplizierten Rehabilitationen empfohlen wird.

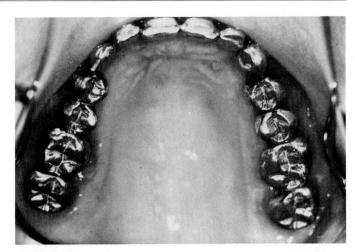

Abb. 1 a Oberkiefergerüste im Munde provisorisch einzementiert.

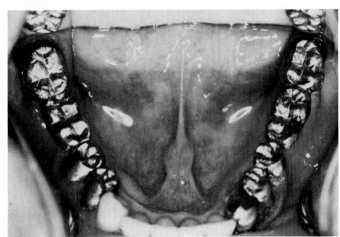

Abb. 1 b Unterkiefergerüste im Munde provisorisch einzementiert.

5. Remontagearten

Tabelle 3 zeigt die verschiedenen Möglichkeiten, um ein Gerüst im Munde des Patienten einzugliedern. Nach Methode I verzichtet man auf eine Remontage und korrigiert direkt im Munde des Patienten allfällige okkluso-artikuläre Interferenzen des Gerüstes. Sie ist sicher bei kleineren Kronen- und Brückenarbeiten indiziert ([21, 40]). Die Methoden II und III beschreiten den Weg der Remontage. Die einfachste Form ist die Methode II, bei der jeweils nur eine Kieferhälfte neu einartikuliert wird ([5, 15, 39]). Die Methode III ([1, 21, 22, 33, 39, 40]) verlangt eine Reartikulation beider Kieferhälften, wobei sämtliche Registrierdaten neu verifiziert werden. Ist die Hinge-axis tätowiert, so kann meistens auf eine neue Bestimmung verzichtet werden. Je ausgedehnter und komplizierter die Herstellung einer Rekonstruktion und je vielschichtiger das physio-

125

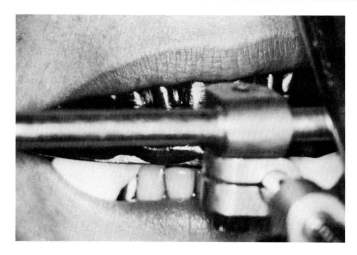

Abb. 2 Schädelbezügliche Oberkieferlage neu registriert.

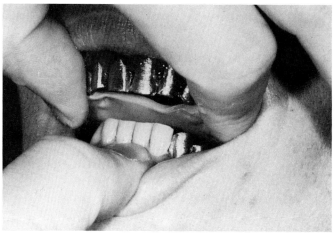

Abb. 3 Zentrische Wachsbißnahme.

pathologische Problem des Patienten ist, um so weniger darf sich der behandelnde Zahnarzt der Pflicht zur Remontage entziehen ([1, 21, 22, 33]).

6. Remontageverlauf

Es wird im Rahmen dieses Kompendiums auf eine ausführliche photographische Darstellung der Remontage verzichtet und auf die ausgezeichnete Bildfolge in „Gnathologie. Einführung in Theorie und Praxis" von *Bauer* und *Gutowski* (1975) hingewiesen.

1. Die Gerüste oder die fertige Arbeit werden auf Paßgenauigkeit und Randschluß überprüft. Die Arbeit muß einwandfrei sitzen. Eine kurze Okklusionsanalyse entscheidet über eine Remontage.
2. Zur Remontage werden die Gerüste oder die fertige Arbeit provisorisch ein-

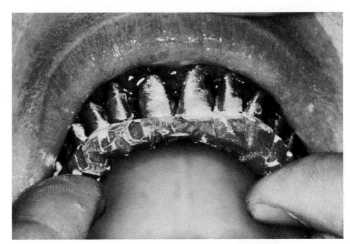

Abb. 4   Vorgefertigte Kunststoffschiene unterfüttert.

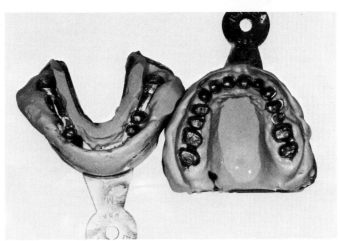

Abb. 5   Über unterfütterte Kunststoffschiene wird Alginatabdruck
genommen.

zementiert (z. B. Temp-bond[®1]), um eine allfällige Lockerung eines Gerüstes zu vermeiden und den Zementierungsfehler bestmöglichst zu kompensieren (Abb. 1 a und b).
3. Die schädelbezügliche Oberkieferlage wird neu registriert (Abb. 2) und durch eine zentrische Bißnahme die Unterkieferlage bestimmt (Abb. 3).

1 Sybron/Kerr Europe, I-84018 Scafati, I

4. Die Remontagemodelle werden entsprechend den in Tabelle 2 beschriebenen Abdruckverfahren hergestellt. Die einfachste und billigste Methode ist der Alginatabdruck mit der vorgefertigten und unterfütterten Kunststoffschiene (Abb. 4 und 5).
5. Die Remontagemodelle (Abb. 6 a und b) werden mit Hilfe des Oberkiefertransfers und dem zentrischen Bißregistrat neu einartikuliert (Abb. 7 a und b). Ein Split-

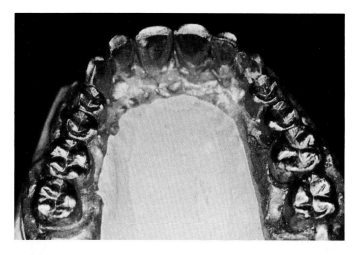

Abb. 6a Oberkiefermodell wird hergestellt (Melotte-Gips).

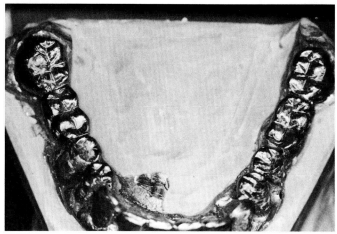

Abb. 6b Unterkiefermodell wird hergestellt (Melotte-Gips).

cast-Modell ist der Montagekontrolle sehr zweckdienlich. Die Remontage kann in der Praxis oder im Labor durchgeführt werden.

6. Im Labor werden die okkluso-artikulären Interferenzen entfernt und allfällige Gerüstkorrekturen durchgeführt (Abb. 8 a und b).

7. Die Gerüste oder die fertige Arbeit werden im Munde des Patienten erneut eingesetzt und in Zentrik und Funktion überprüft. Es muß betont werden, daß die Remontage kleinere Schleifkorrekturen nicht ausschließt, jedoch Zahnarzt und Patient keiner größeren Belastung aussetzt.

8. Eine fertige, größere Arbeit sollte stets provisorisch vom Patienten getragen und erst nach einer gründlichen Nachkontrolle definitiv einzementiert werden.

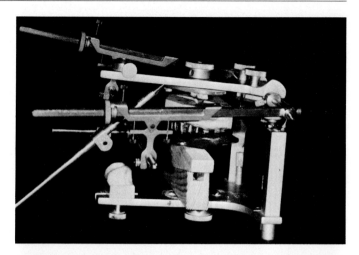

Abb. 7a Oberkiefermodell schädelbezüglich einartikuliert.

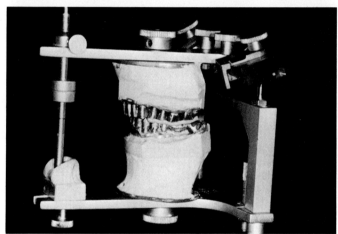

Abb. 7b Unterkiefermodell mit zentrischem Wachsbiß einartikuliert.

Literaturverzeichnis

1. *Bauer, A., und A. Gutowski*
   Gnathologie. Einführung in Theorie und Praxis. Verlag »Die Quintessenz«, Berlin 1975, S. 369–389.

2. *Bear, S. E., R. L. Tankersley und Ch. E. Clough*
   Errors in diagnosis in oral surgery. Dent Clin North Amer 16, 189, 1972.

3. *Boitel, R. H.*
   Bißnahmen (Bißrelation) für Rekonstruktionen am bezahnten Gebiß. Schweiz Mschr Zahnheilk 86, 1308, 1976.

4. *Boucher, C. O.*
   Swenson's complete dentures. C. V. Mosby Co., 6. Aufl., St. Louis 1970, S. 232–241.

5. *Bradley, R. E.*
   Periodontal failures related to improper prognosis and treatment planning. Dent Clin North Amer 16, 189, 1972.

6. *Castagnola, L., J. Wirz und K. Fenner*
   Der heutige Stand der Hydrokolloidabformstoffe. Schweiz Mschr Zahnheilk 84, 1207, 1974.

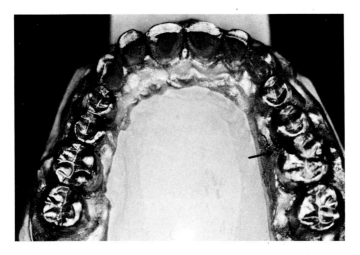

Abbildung 8 a

Abbildung 8 b

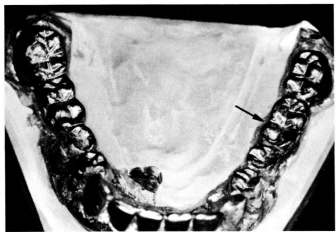

Abb. 8 a und b   Entfernung ok-
kluso-artikulärer   Interferenzen
im Labor.

7. *Eichner, K.*
Zahnärztliche Werkstoffe und ihre Verarbeitung, S.
Ed. Dr. Alfred Hüthig Verlag, Heidelberg 1974.

8. *Fuchs, P., R. Schubert und O. Springer*
Experimentelle Untersuchungen über die Repro-
duzierbarkeit von Artikulatormontagen. Dtsch
zahnärztl Z 31, 730, 1976.

9. *Gausch, K., W. Koch und S. Kulmer*
Die Lageveränderung der Kondylendrehpunkte bei
Okklusionskorrekturen. Dtsch zahnärztl Z 28, 790,
1973.

10. *Gausch, K., W. Koch und S. Kulmer*
Die Lage der Kondylen bei habitueller und therapeutischer Okklusion. Dtsch zahnärztl Z 30, 37,
1975.

11. *Gausch K., und S. Kulmer*
Die therapeutische Position des Unterkiefers
Dtsch zahnärztl Z 30, 717, 1976.

12. *Geering, A., und W. Kotowiez*
Die Ermittlung der Zentrallage des Unterkiefers
beim Zahnlosen. Schweiz Mschr Zahnheilk 82,
1026, 1972.

13. *Geering, A.*
Eine Klassierung der Artikulatoren. Schweiz Mschr Zahnheilk 85, 1257, 1975.

14. *Gehl, D. H., und O. H. Dresen*
Complete denture prosthesis. W. B. Saunders Co., Philadelphia 1958, S. 327–331.

15. *Graber, G.*
Interprétations des données cliniques intéressant les articulations temporomandibulaires. Schweiz Mschr Zahnheilk 83, 40, 1973.

16. *Graber, G.*
Planungs- und Konstruktionsfehler in der Kronen-Brücken-Prothetik. Schweiz Mschr Zahnheilk 87, 880, 1977.

17. *Heartwell, Ch. M.*
Complete denture failures related to improper interpretation and improper preparation of the anatomy of the mouth. Dent Clin North Amer 16, 127, 1972.

18. *Heartwell, Ch. M., und A. O. Rahn*
Syllabus of complete dentures. Lea & Febiger, 2. Aufl., Philadelphia 1974, S. 324–334.

19. *Holt, J. E.*
Research on remounting procedures. J Prosth Dent 38, 338, 1977.

20. *Holzmann, F.*
Die Remontage aus der Sicht des Praktikers. Seminar der Abt. für Kronen- und Brückenprothetik, Zürich 1978.

21. *Huffmann, R. W., J. W. Regenos und R. R. Taylor*
Principles of occlusion. Laboratory and clinical teaching manual. H. & R. Press, Columbus 1969, S. VII-B 1–9.

22. *Khaknegar, B., und R. L. Ettinger*
Removal time: a factor in the accuracy of irreversible hydrocolloid impressions. J Oral Rehabil 4, 369 1977.

23. *Kramer, G. M.*
Dental failures associated with periodontal surgery. Dent Clin North Amer 16, 13, 1972.

24. *Lang, B. R., und Ch. C. Kelsey*
International prosthodontic workshop. On complete denture occlusion. The University of Michigan, Ann Harbor 1972, S. 197–202.

25. *Lucchini, J. P., J. Lavigne, M. Spirgi und J. M. Meyer*
La relation centrée. I. Contribution à l'étude de la fiabilité de trois matériaux d'enregistrement interocclusaux. Schweiz Mschr Zahnheilk 85, 229, 1975.

26. *Lavigne, J., J. P. Lucchini, M. Spirgi und J. M. Meyer*
La relation centrée. II. Variations volumétriques des plâtres pendant la mise en articulateur. Schweiz Mschr Zahnheilk 85, 841, 1975.

27. *Lavigne, J., J. P. Lucchini, M. Spirgi und J. M. Meyer*
La relation centrée. III. Fiabilité de 3 matériaux d'enregistrements interocclusaux pendant le montage des modèles sur un articulateur. Schweiz Mschr Zahnheilk 87, 1, 1977.

28. *Lucia, V. O.*
Remounting procedure for completion of fullmouth rehabilitation. J Prosth Dent 30, 679, 1969.

29. *Nagle, R. J., V. J. Sears und S. J. Silverman*
Die totale Prothese in der Zahnheilkunde. Medica Verlag, 3. Aufl., Stuttgart 1969, S. 346–357.

30. *Ross, J. F.*
Problems connected with combined periodontal therapy and fixed restorative care. Dent Clin North Amer 16, 47, 1972.

31. *Rudd, D.*
Der Alginatabdruck. Schweiz Mschr Zahnheilk 78, 270, 1968.

32. *Schluger, S., R. A. Yuodelis und R. C. Page*
Periodontal disease. Basic phenomena, clinical management and occlusal and restorative interrelationships. Lea & Febiger, Philadelphia 1977, S. 693.

33. *Schröder, D.*
Untersuchungen zur Differenz zwischen Handbißnahme und Stützstiftregistrierung bei der Relationsbestimmung am Zahnlosen. Dtsch zahnärztl Z 31, 725, 1976.

34. *Schwickerath, H.*
Werkstoffe in der Zahnheilkunde. Grundlagen, Verarbeitung, Beanspruchung und Verhalten im klinischen Einsatz. Verlag »Die Quintessenz«, Berlin 1977.

35. *Sharry, J. J.*
Denture failures related to occlusion. Dent Clin North Amer 16, 119, 1972.

36. *Sharry, J. J.*
Complete denture prosthodontics. McGraw-Hill Book Company, 3. Aufl., New York 1974, S. 272–273.

37. *Siebert, G.*
Vergleichende pantographische Untersuchungen verschiedener Artikulatoren. Dtsch zahnärztl Z 31, 732, 1976.

38. *Weinberg, L. A.*
Atlas of crown and bridge prosthodontics. C. V. Mosby Co., St. Louis 1965, S. 230–232.

39. *Wilson, W. H., und R. L. Lang*
Practical crown and bridge prosthodontics. McGraw-Hill Book Company, Inc., Toronto 1962, S. 194–195.

40. *Wirz, J., L. Castognola und H. Gilomen*
Werkstoffliche Untersuchungen von zahnärztlichen Hart- und Spezialhartgipsen. Schweiz Mschr Zahnheilk 86, 977, 1976.

41. *Wirz, J.*
Die Bedeutung des ,,Individuellen Löffels" bei der Abdrucknahme mit elastomeren Abformstoffen. Die Zahntechnik 36, 21, 1978.

10. Abnehmbare kronen- und brückenprothetische Lösungen

St. Burger

1. Einleitung: Ziel – Prävention

Eine zuverlässige Beurteilung des Teilbezahnten darf nicht nur die momentane Situation erfassen, sondern muß das pathodynamische Geschehen des Lückengebisses während der folgenden Jahrzehnte mit einbeziehen (*Gerber* 1967).

Es geht nicht einfach darum, das zu ersetzen, was fehlt, sondern das zu erhalten, was bleibt (*Brunner* 1969). Da jede zahnärztliche Behandlung eine Vielzahl von präparations-, material- und konstruktionsbedingten Störfaktoren setzt, die den Zustand des Parodontes beeinträchtigen, müssen die Ansichten von *Waerhaug* (1968) und *Antonoff* (1975) ernst genommen werden, die es vorziehen, Lücken, bei denen die benachbarten Zähne keine Anzeichen von Kippungen, Rotationen, Elongationen etc. zeigen, unbehandelt zu belassen (Abb. 1).

2. Planung

Für die Planung sind nebst den klinischen Unterlagen auch die ästhetischen und funktionellen Ansprüche des Patienten zu berücksichtigen. Zusätzlich muß unbedingt eine Modellanalyse im Artikulator durchgeführt werden (*Heintz* 1973).

2.1. Modellanalyse

Nur an einartikulierten Modellen kann man sich Gedanken machen über:

– Okklusion
– Ausmaß der zukünftigen Rekonstruktion
– evtl. notwendige Einschleifkorrekturen

Diagnostisch ist die Betrachtung der Okklusion im Artikulator sehr wichtig:

Traumatische Okklusionskontakte lassen sich besser erkennen und oft ihre Auswirkungen simulieren. Das dient uns bei der Abklärung bestehender Kiefergelenksschmerzen, parodontalen Knocheneinbrüchen, erhöhter Zahnbeweglichkeit.
Infra- oder Nonokklusionen sind feststellbar, die in der späteren Rekonstruktion aufgebaut werden müssen.

2.1.2.

Das Ausmaß der zukünftigen Prothesenbasis soll möglichst groß sein, um eine ausgeglichene Druckverteilung auf die Schleimhaut zu erhalten. Nur an einartikulierten Modellen läßt sich feststellen, ob genügend interalveolärer Raum für die spätere Prothesenbasis vorhanden ist (Abb. 2).
Oft ist der interalveoläre Raum durch Elongation antagonistenloser Zähne und zusätzliches Mithinunterwachsen des Alveolarkammes so klein, daß ohne chirurgische Korrektur nur Kompromißlösungen resultieren können.

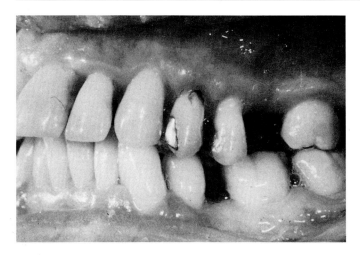

Abb. 1 Zahnlücken im Unterkiefer und Oberkiefer links, die belassen werden können.

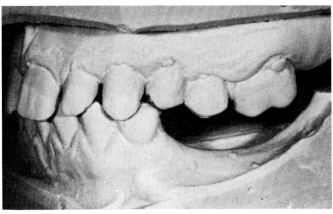

Abb. 2 Heruntergewachsener Oberkiefermolar links.

Notfalls muß Platz geschaffen werden durch:

- Einschleifen (*Applegate* 1967)
- Bißhebung (*Lee* 1971)
- Endodontische Therapie
- Orthodontisches Aufrichten (*Lang* 1977, Abb. 3)
- Chirurgische Eingriffe (*Mopsik* und *Buck* 1977, Abb. 4)

2.1.3. Einschleifkorrekturen

Es lohnt sich, die Okklusionsebene aus funktionellen und ästhetischen Gründen zu harmonisieren (*Ross* 1970).

- Normalisierung der *Spee*-Kurve (Abb. 5)
- Korrektur des Inzisalkantenverlaufes zur Verbesserung der Ästhetik und der Protrusionskontakte (Abb. 6 a und b).
- Rekonturieren alter Füllungen, um stabilere Okklusionskontakte in der Zentrik zu erhalten

3. Indikationen für abnehmbare Lösungen

Prinzipiell sollen abnehmbare Lösungen dann in Frage kommen, wenn festsitzende Lösungen kontraindiziert sind (*Waerhaug*

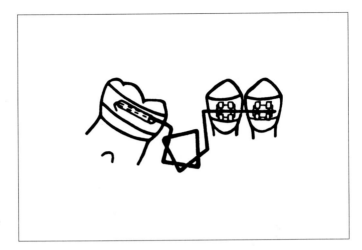

Abb. 3 Orthodontisches Aufrichten von Molaren.

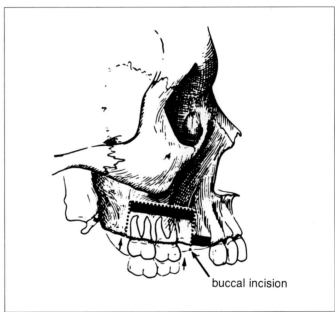

buccal incision

Abb. 4 Kieferchirurgischer Ein-
griff, um im Molarenbereich ver-
tikal Platz zu schaffen.

1968, *McCracken* 1973, *Schluger* et al. 1977).
Es gibt jedoch spezifische Indikationen, bei denen abnehmbar konstruiert werden soll (*McCracken* 1973, *Brewer* 1975).

– Bilaterale Freiendsituation
– Die meisten unilateralen Freiendsituationen

– Provisorische Lösungen nach kürzlich durchgeführten Extraktionen
– Exzessiver Knochenverlust des Alveolarkammes infolge erworbener oder angeborener Defekte
– Zu lange Brückenspannweite

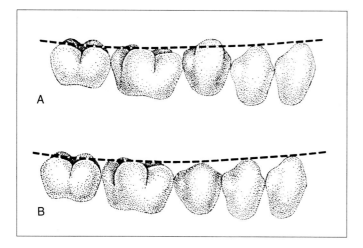

A

B

Abb. 5 Einschleifen der *Spee*-Kurve.

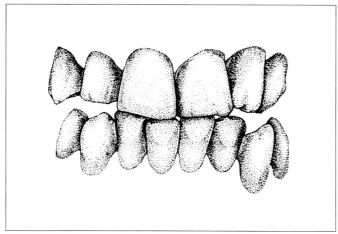

Abb. 6a Asymmetrische Anordnung der Unterkieferfrontzähne.

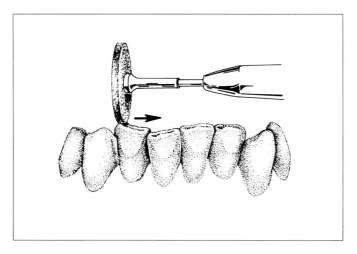

Abb. 6b Ästhetisches Einschleifen der Unterkieferfrontzähne.

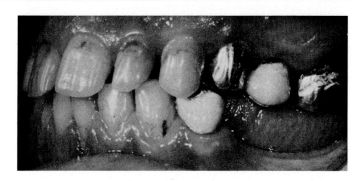

Abb. 7   Freiendsituation.

3.1. Die bilaterale Freiendsituation

stellt einen präventiven Behandlungszwang dar (Abb. 7).
Unbehandelt treten pathodynamische Störungen auf:

- Zahnwanderungen
- Kippungen
- Rotationen
- Extrusionen der Zähne
- Herunterwachsen des Alveolarfortsatzes
- Verlust der Vertikaldimension
- Überlastung des Restgebisses
- Verlagerung des Kondylus
- Kiefergelenksstörungen

3.1.1. Ziel: Freiendsituationen vermeiden:

Es ist in jedem Falle klug, distal gelegene Zähne zu erhalten, um nicht in die problemreiche Freiendsituation zu geraten.

Möglichkeiten:
- Konservierende Behandlung
- Hemisektion/Zahnseparation/ Tunnelierung/Amputation
- Freilegung retinierter Weisheitszähne
- Fliegerbrücken
- (Implantate)

3.2. Knochendefekte

Durch erworbene oder angeborene Defekte entstehen oft Situationen mit exzessivem Knochenverlust des Alveolarkammes, die sich nur abnehmbar zufriedenstellend lösen lassen.

3.2.1. Erworbene Defekte entstehen bei:

- unbehandelt fortschreitender Parodontolyse (Abb. 8)
- unsorgfältiger Extraktion
- unterlassener Kammkorrektur nach Serienextraktion
- Unfällen
- chirurgisch erfolgten Resektionen bei Karzinompatienten (Abb. 9)

3.2.2. Angeborene Defekte finden wir bei:

- Lippen-Kiefer-Gaumen-Spalte
- Oligodontia
- Microdontia
- Dysostosis cleidocranialis
- z. T. Progenie

Versucht man diese Fälle festsitzend zu lösen, so wird die Gestaltung der Zwischen-

137

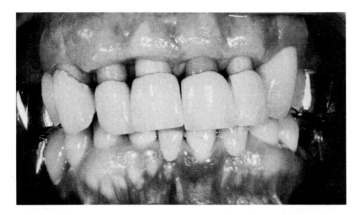

Abb. 8 Fortgeschrittene Parodontose.

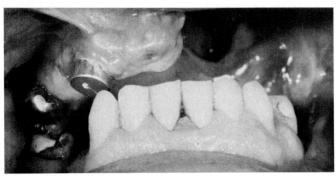

Abb. 9 Resektionspatient.

glieder zum Problem. Ästhetisch wirken diese Zähne unnatürlich lang (vor allem bei hoher Lachlinie) und stützen funktionell die Lippe nur ungenügend.

Verwendet man abnehmbare Lösungen, so gelingt es, die Zähne an den natürlichen Platz zurückzustellen, ihre Achsenneigungen ästhetisch ansprechend auszurichten und Lippe oder Wange ideal zu stützen.

4. Probleme mit Teilprothesen

Nur Langzeitstudien sind in der Lage, die Kriterien, die über Erfolg oder Mißerfolg entscheiden, systematisch zu untersuchen und über Jahre zu vergleichen. Erst der Vergleich macht die Problematik deutlich.

4.1. Material und Methoden

Welche Parameter untersucht werden müssen, zeigt die Studie von *Bergmann, Hugoson* und *Olsson* (1977).

Parodontal:	Plaque-Index
	Gingival-Index
	Taschentiefe
	Zahnbeweglichkeit
Karies:	
Prothetisch:	Okklusion
	Artikulation
	Stabilität der Teilprothesen
	Retention der Teilprothese
	Entzündung der Mukosa
Meinung des Patienten:	

Röntgen: Karies
Periapikale Läsionen
Höhe des Alveolar-
knochens

4.2. Resultate

4.2.1. Studien, die sich mit den parodontalen Verhältnissen und
der Karieshäufigkeit beschäf-
tigten:

– Gute Resultate wiesen *Bergmann* und
Mitarbeiter (1977) in ihrer 6-Jahres-Stu-
die auf.
30 Patienten erhielten nach einem Prä-
ventivprogramm und parodontaler Vorbehandlung bilaterale Freiendprothesen.
Es wurde darauf geachtet, daß bei einge-
setzten Kronen die Restaurationsränder
supragingival lagen und Klammeranteile
und Kunststoffbasen vom marginalen
Parodont ferngehalten wurden. Alle 6
Monate erschienen die Patienten zur
Kontrolle; vorgängig wurden die erwähnten Indizes aufgenommen. Die Patienten
wurden remotiviert und erhielten eine
professionelle Zahnreinigung. Nach 6
Jahren konnte festgestellt werden, daß
trotz eingesetzter Teilprothesen die
Werte der parodontalen Indizes signifikant zurückgingen.
– Zufriedenstellend äußerten sich
Carlsson und Mitarbeiter (1976) in ihrer
13-Jahres-Studie mit 58 Patienten und
Hicklin und *Brunner* (1972) in ihrer $6^1/_2$-
Jahres-Studie mit 100 Patienten über
den Erfolg von Teilprothesen.
Sie stellten eine positive Korrelation zwischen Mundhygieneintensität und par-
odontalem respektive kariösem Zustand
des Restgebisses fest. *Hicklin* und *Brunner* (1972) stellten fest, daß 90% der ein-
gesetzten Teilprothesen nach $6^1/_2$ Jahren
noch getragen wurden. Auffallend hoch
war die Zahl der Patienten mit schlech-
tem Reinigungszustand des Restgebis-

ses: 58% zeigten Karies, vor allem an
Ankerzähnen, 79% einen mittleren Entzündungsgrad der Gingiva.
– Ähnliche Resultate zeigten die 2-Jah-
res-Studie von *Derry* und *Bertram* (1970)
und die 4-Jahres-Studie von *Bauer* und
Langer (1973).

4.2.2. Untersuchungen, die sich auf
Grundlagenuntersuchungen
beschränkten:

– *Ghamrawy* (1976) zeigte, daß das Tragen einer Teilprothese die Plaqueakkumulation erhöhte.
– *Brill* und *Tryde* (1977) machten in ihren
Untersuchungen deutlich, daß Teilpro-
thesenträger mit ihren eigenen Mundhy-
gienegewohnheiten, d. h. ohne professionelle Instruktion und Motivation, die
Plaquebesiedlung nicht verhindern konnten.
Dieselben Autoren beobachteten (1977),
daß die Plaquebesiedlung entlang dem
Klammerarm begann und sich gingival-
wärts ausdehnte.

4.2.3. Klinische Konsequenzen aus
diesen Untersuchungen

Mundhygiene

– Zusätzliche Mundhygienemotivation und
-instruktion ist notwendig
– Besondere Anstrengungen gelten der
Approximalraumreinigung (siehe Kapitel:
Die parodontale Vorbehandlung für kro-
nen- und brückenprothetische Arbeiten)
– Zuckerarme Ernährung
– Topikale Fluorapplikation
– Antibakterielle Spülmittel verwenden
(z. B. Chlorhexidin)
– Geordnete Patientenbetreuung

Konstruktion

– Vermeidung von Überkonstruktionen
(Abb. 10)

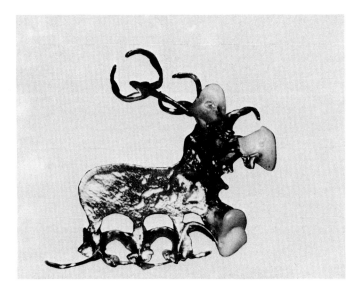

Abb. 10 Überkonstruktion (Teilprothese).

– Fernhalten der Klammern vom marginalen Parodont
– Genügendes Einschleifen der Klammerzähne, um Schmutznischen zu vermeiden

Auslösen von Parafunktionen
– Fehlbelastung der Ankerzähne
– Entzündung und Druckstellen
– Kiefergelenkssymptome durch Fehlstellungen der Kondylen
– Muskelhyperaktivitäten

4.3. Arbeiten, die sich speziell mit den prothetischen Verhältnissen beschäftigten:

Die Untersuchungen von *Bergmann* und Mitarbeitern (1977), *Bauer* und *Langer* (1973), *Brunner* (1971), *Egli* (1972) machten deutlich, daß Okklusion und Artikulation regelmäßig überwacht werden müssen.

Folgen unterlassener Unterfütterung sind (Abb. 11):
– schlechter Halt
– Instabilität
– Okklusionsstörungen
– Klammerfrakturen
– Nachlassen der Klammerretention

5. Spezielle Probleme bei fortgeschrittener Parodontose

Bei Patienten mit fortgeschrittener parodontaler Erkrankung können oft nur wenige Zähne erfolgreich parodontal saniert werden und der Verankerung einer Prothese dienen.

Lindhe und *Nyman* (1976) hatten nachgewiesen, daß nach parodontaler Behandlung oft eine Erhöhung der Zahnbeweglichkeit erfolgt. Bei stark erhöhter Zahnbeweglichkeit bedeutet die festsitzende Verblockung einen integrierenden Bestandteil kausaler Parodontalbehandlung.

Abnehmbare Schienen sind zur Verblockung nicht geeignet, da die tägliche Entfer-

140

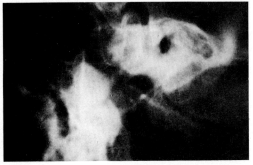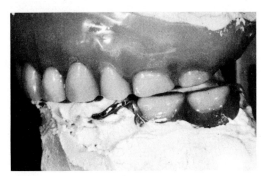

Abb. 11 Die Folgen von unterlassener Unterfütterung sind: Absinken des Sattels – Okklusionsstörungen, evtl. Kiefergelenkssymptome.

nung und das Wiedereinsetzen die zu verblockenden Zähne traumatisiert und die Mobilität zusätzlich erhöht.

1975 wiesen *Nyman* und Mitarbeiter auf die Bedeutung der Okklusion hin, die zur Erhaltung festsitzender Brücken bei Patienten mit reduziertem Parodont notwendig ist. Sie bauten eine stabile Okklusion auf und stellten bei Seitbewegungen, bei denen die Gefahr zusätzlicher Traumatisierung bestand, Balancekontakte her (Okklusionskonzept der Totalprothetik). Sie zeigten in ihrer Arbeit gewagte Fliegerbrückenrekonstruktionen, wobei die Patienten bei professioneller Plaquekontrolle (alle 2 Wochen) auch noch nach 5 Jahren oral gesunde Verhältnisse aufwiesen.

Vielleicht wird in Zukunft diese Art von Rekonstruktionen die Indikation für abnehmbare Lösungen weiter einschränken.

Literaturverzeichnis

1. *Applegate*
   Lehrbuch und Atlas des herausnehmbaren partiellen Zahnersatzes. Medica Verlag, Stuttgart 1967.

2. *Antonoff, S.*
   The parodoxes of fixed prosthodontics. J Prosth Dent 34, 164, 1975.

3. *Bauer, E., und H. Langer*
   Mißerfolge mit abnehmbaren Teilprothesen. Z W R 82, 157, 1973.

4. *Bergman, B., A. Hugoson und C. Olsson*
   Caries and periodontal status in patients fitted with removable partial dentures. J Clin Periodontol 4, 134, 1977.

5. *Brewer, A.*
   Overdentures. C. V. Mosby Co., St. Louis 1975.

6. *Brill, N., und G. Tryde*
   Ecologic changes in the oral cavity caused by removable partial dentures. J Prosth Dent 38, 138, 1977.

7. *Brunner, Th.*
   Heutiger Stand der Teilprothetik auf Grund der aktuellen wissenschaftlichen Literatur. Schweiz Mschr Zahnheilk 79, 815, 1969.

8. *Brunner, Th.*
   Richtige und falsche Klammerkonstruktion. Schweiz Mschr Zahnheilk 81, 1165, 1971.

9. *Carlsson, G., B. Hedegard und K. Koivumaa*
Late results of treatment with partial dentures. J Oral Rehabil 3, 267, 1976.

10. *McCracken, H. D., und V. L. Steffel*
Removable partial prosthodontics. C. V. Mosby Co., St. Louis 1973.

11. *Derry, A., und U. Bertram*
A clinical survey of removable dentures after 2 years usage. Acta Odont Scand 28, 581, 1970

12. *Egli, U.*
Die Vermutungsdiagnose funktioneller Störungen. Schweiz Mschr Zahnheilk 2, 82, 145, 1972.

13. *Gerber, A.*
Die Beurteilung der Teilbezahnten, Physiologie und Pathologie. Schweiz Mschr Zahnheilk 77, 1107, 1967.

14. *Ghamrawy, E.*
Quantitative changes in dental plaque formation related to removable partial dentures. J Oral Rehabil 3, 115, 1976.

15. *Heintz, W.*
Neue Aspekte über die herausnehmbare Teilprothese. Medica Verlag, Stuttgart 1973.

16. *Hicklin, B., und Th. Brunner*
Ergebnisse einer Nachkontrolle von doppelseitigen Freiendprothesen im Unterkiefer aus der Volkszahnklinik. Schweiz Mschr Zahnheilk 82, 735, 1972.

17. *Lang, N.*
Das präprothetische Aufrichten unterer Molaren im Hinblick auf den parodontalen Zustand. Schweiz Mschr Zahnheilk 87, 560, 1977.

18. *Lee, R.*
Gaining vertical dimension for deep bite restorative patient. Dent Clin North Amer 15, 743, 1971.

19. *Mopsik, E., und R. Buck*
Surgical intervention to reestablish adequate intermaxillary space before fixed or removable prothodontics. J Amer Dent Ass 95, 957, 1977.

20. *Müller-Fahlbusch, H.*
Prothesenunverträglichkeit – ein Problem für verschiedene Fachdisziplinen. Quint 10, 1, 1976.

21. *Nassif, J.*
Instruction for patients – a positive factor in removable partial denture service. J Amer Dent Ass 91, 1221, 1975.

22. *Nyman, S., J. Lindhe und D. Lundgren*
The role of occlusion for the stability of fixed bridges in patients with reduced periodontal tissue support. J Clin Periodontol 2, 53, 1975.

23. *Nyman, S., und J. Lindhe*
Prosthetic rehabilitation of patients with advanced Periodontitis. J Clin Periodontol 3, 135, 1976.

24. *Ross, I.*
Occlusion. C. V. Mosby Co., St. Louis 1970.

25. *Schluger, S., R. Yuodelis und R. Page*
Periodontal disease. Lea & Febiger, Philadelphia 1977.

26. *Waerhaug, J.*
Periodontology and partial prosthesis. Int Dent J 18, 101, 1968.

11. Patientenbetreuung

J. Strub

Restaurationen, auch wenn sie bezüglich Form, Paßgenauigkeit, Material, Okklusion und Artikulation optimal sind, bedeuten eine erhöhte Gefahr für das Auftreten einer Parodontalerkrankung (*Strub* und *Belser* 1978).

Es stellt sich die Frage: Wie kann sich der dental restaurierte Patient dagegen schützen? In mehreren Studien konnte gezeigt werden, daß durch regelmäßige Patientenbetreuung und -mitarbeit (Intervall 2–12 Wochen) auch unter erschwerten Bedingungen die orale Gesundheit erhalten werden kann ([1, 4, 6, 7, 11, 13, 19, 20, 21, 22, 23, 32, 39, 46, 47, 48, 50, 51]).

A. Analyse der Prophylaxeaktivität schweizerischer Zahnärzte
(Übersichtsreferat *Lutz* 1977)

Es ist wissenschaftlich bewiesen, daß Patienten, die regelmäßig zahnärztlich betreut werden, oral gesünder sind als Nichtbetreute ([4, 19, 21, 31, 35, 45, 46, 47, 48]).

Durch Patientenumfragen konnten verschiedene Autoren zeigen, daß bei der Mehrheit der Schweizer Zahnärzte das restaurative Denken immer noch stark im Vordergrund steht. Interesse zur Betreibung von Prophylaxe scheint wenig vorhanden zu sein oder wird unter dem Vorwand „Zeitmangel" nicht durchgeführt ([3, 15, 24, 36, 41, 52]). Zum Beispiel haben *Walther* et al.

(1972) ermittelt, daß 80,8 % der Patienten einer befragten Gruppe weder vom Zahnarzt noch von dessen Gehilfin gezeigt wurde, wie man die Zähne reinigen muß (Tab. 1).

Bei der Befragung einer Berner Patientengruppe stellte sich heraus, daß 88 % nicht vom Zahnarzt über die Ursachen der Parodontalerkrankung informiert wurden, und von den Informierten bezogen nur 19 % ihr Wissen aus der zahnärztlichen Praxis (*Schwab* und *Muther* 1975; Tab. 2 und 3).

B. Dentale Troika (*Mühlemann* 1977)

Neben der ethischen scheint die immer wichtiger werdende soziale Verpflichtung des Zahnarztes gegenüber dem Patienten an Gewicht zu gewinnen. Die dentale Troika verlangt, daß in einem modernen Motivationskonzept Patient, Zahnarzt und die dritte Partei (Krankenkasse, Sozialversicherung etc.) ihre Rechte und ihre Pflichten haben. Der Patient verlangt vom Zahnarzt, daß er ihn aufklärt und behandelt, von der dritten Partei, daß sie die Kosten übernimmt, und sollte als Gegenleistung seine Mitarbeit anbieten. Für den Zahnarzt resp. die dritte Partei sind die Gegenleistungen und die dafür geforderte Leistung entsprechend umgekehrt (Abb. 1). Die Triebkraft sollte jedoch vom Zahnarzt kommen, unterstützt durch

Tabelle 1:
Hat der Privatzahnarzt oder seine Gehilfin Ihnen gezeigt, wie Sie die Zähne reinigen müssen?
(Gültige Antworten: 130 = 100%)

Ja	19,2%
Nein	80,8%

Walther 1972

Tabelle 2:
Der Patient ist über die Ursachen des Zahnfleischblutens informiert:
(Befragte Personen: 200 = 100%)

Ja	12%
Nein	88%

Schwab/Muther 1975

Tabelle 3:
Quellen des Wissens über Parodontalerkrankungen:
(Befragte Personen: 200 = 100%)

Literatur	34%
Werbung	19%
Zahnarzt	19%
Bekannte, Verwandte	6%
Andere Quellen	22%

Schwab/Muther 1975

seine Hilfskräfte (Dentalhygienikerin, Prophylaxegehilfin).

C. Aufbau der Patientenbetreuung

Anregungen und Empfehlungen über Aufbau und Durchführung der Patientenbetreuung wurden durch viele Autoren gemacht und variieren deshalb stark voneinander ([1, 2, 5, 6, 8, 9, 10, 11, 12, 13, 14, 16, 17, 18, 25, 26, 27, 34, 43]). Die Integration von Hilfspersonal in die zahnärztliche Behandlung scheint sich jedoch durchgesetzt zu haben, wobei die Abteilung der Kariologie, Parodontologie und Präventivzahnmedizin (1977) und *Leu* (1977) noch einen Schritt weitergehen und neben der Dentalhygienikerin – für Motivation und Instruktion – Prophylaxegehilfinnen verwenden (Abb. 2, Tab. 4).

Das Intervall der Kontrollen soll individuell auf den Patienten abgestimmt sein und 2–6 Monate betragen ([4, 7, 13, 18, 19, 20, 22, 23, 28, 29, 31, 46, 47, 48, 49, 50]). *Lindhe* und *Koch* (1967) bewiesen, daß bei längeren Intervallen die Mitarbeit der Patienten signifikant schlechter wird. In zwei verschiedenen Studien wurde gezeigt, daß bei einem Intervall von 2–4 Monaten (Motivation, Instruktion und Scaling) und guter Mitarbeit des Patienten kein meßbarer parodontaler Attachmentverlust auftritt (*Lightner* et al. 1971, *Lindhe* und *Nyman* 1976).

144

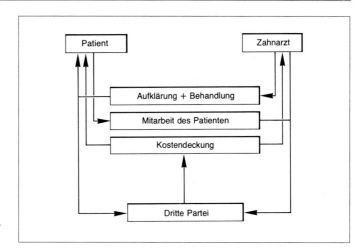

Abb. 1 Dentale Troika (*Mühlemann* 1977).

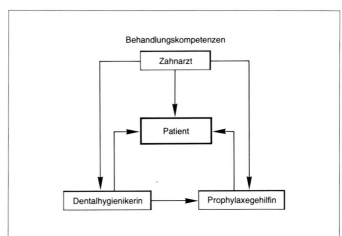

Abb. 2 Behandlungskompetenzen: Zahnarzt – Dentalhygienikerin – Prophylaxegehilfin.

Tabelle 4:

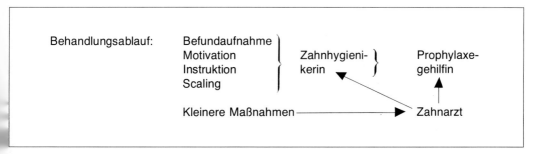

D. Patientenbetreuung der Abteilung für Kronen- und Brückenprothetik

Nach einem individuell festgelegten Intervall (2–4 Monate), das abhängig ist von der Art, der Größe und der Form der Restauration einerseits und der Mitarbeit des Patienten andererseits, erscheint der Patient zur Kontrolle bei der Dentalhygienikerin. Es wird der Nachbefund aufgenommen, der sich aus einer klinischen und röntgenologischen Befundaufnahme zusammensetzt (siehe nebenstehende Abb.). Es werden folgende Parameter bestimmt: Papillenblutungsindex (*Saxer* und *Mühlemann* 1975), Taschentiefe (*Schmid* 1967), Zahnbeweglichkeit (*Rateitschak* et al. 1966), Vitalität der Zähne (Kohlesäureschnee) und Breite der Gingiva propria. Alle 6 Monate werden Bitewings[1] und alle 2 Jahre ein parodontaler Röntgenstatus (Langkonustechnik) erstellt.

Zusätzlich werden Kariesdiagnostik und eine Überprüfung der Funktion durchgeführt. Die anschließend notwendige Planung wird gemeinsam durch Zahnarzt und Dentalhygienikerin gemacht.

Patientenmotivation, Instruktion und Scaling werden durch die Dentalhygienikerin durchgeführt. Um Patienten zu kontrollieren und zu motivieren, wird periodisch der Papillenblutungsindex bestimmt (*Saxer* et al. 1977). Nur in Ausnahmefällen (z. B. manuell ungeschickte Patienten) wird ein Revelator verwandt (*O'Leary* 1970), denn man möchte wenn möglich vermeiden, dem Patienten das Gefühl zu geben, unsauber und schmutzig zu sein. Bei der Empfehlung und Instruktion von Mundhygienehilfsmitteln muß bedacht werden, daß zwischen supra- und infragingivaler Mundhygiene unterschieden werden muß (Kariologie, Parodontologie und Präventivzahnmedizin, 1977) und deshalb den gegebenen Bedürfnissen entsprechend Hilfsmittel abgegeben werden (siehe Kapitel: Die parodontale Vorbehandlung für kronen- und brückenprothetische Arbeiten). Nach dem durchgeführten Scaling erfolgt die Kontrolle durch den Zahnarzt, der wenn nötig auch die Weiterbehandlung übernimmt.

E. Diskussion

Aus verschiedenen Arbeiten geht hervor, daß in der Zahnheilkunde Erfolg respektive Mißerfolg positiv respektive negativ korreliert sind mit dem Aufbau und der Durchführung der Patientenbetreuung ([2, 5, 7, 10, 12, 18, 19, 28, 43, 44, 51]). Wenn es gelingt, durch regelmäßige Kontrollen (Intervall 2–4 Monate) die Plaqueakkumulation möglichst gering zu halten, kann es auch unter nicht optimalen Bedingungen (nicht ideale Restauration, Okklusion und Artikulation) nicht zu Parodontaldestruktionen kommen ([11, 17, 20, 22, 23, 34, 46, 47, 48]).

Will der Zahnarzt eine optimale Patientenbetreuung in seine Behandlung integrieren, so muß seine bis heute im Vordergrund stehende Vorliebe für Restaurationen in eine zur Betreibung von Prophylaxe werden (*Lutz* 1977).

---

1 Eastman Kodak Company, Rochester, N. Y. 14650, USA

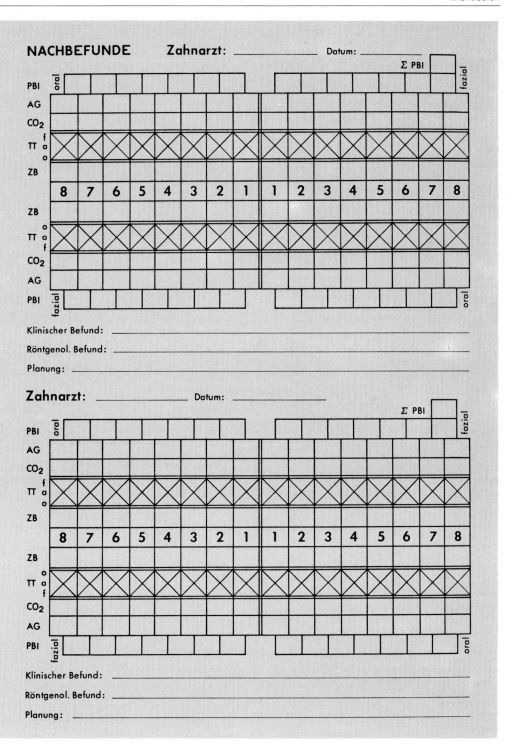

NACHBEFUNDE   Zahnarzt: _____ Datum: _____

8	**7**	**6**	**5**	**4**	**3**	**2**	**1**	**1**	**2**	**3**	**4**	**5**	**6**	**7**	**8**

PBI · AG · CO₂ · TT (f/a/o) · ZB · ZB · TT (o/a/f) · CO₂ · AG · PBI · Σ PBI

Klinischer Befund: _____

Röntgenol. Befund: _____

Planung: _____

Zahnarzt: _____ Datum: _____

8	**7**	**6**	**5**	**4**	**3**	**2**	**1**	**1**	**2**	**3**	**4**	**5**	**6**	**7**	**8**

Klinischer Befund: _____

Röntgenol. Befund: _____

Planung: _____

147

Literaturverzeichnis

1. *Alexander, A. G.*
Periodontal aspects of conservative dentistry. Brit Dent J 123, 542, 1967.

2. *Anderson, J. L.*
Integration of plaque control into the practice of dentistry. Dent Clin North Amer 16, 621, 1972.

3. *Auer, R.*
Prophylaxemaßnahmen in der Allgemeinpraxis – eine Umfrage über deren Stand und Häufigkeit. Med. Diss., Zürich 1975.

4. *Axelsson, P., und J. Lindhe*
The effect of a preventive programme on dental plaque, gingivitis and caries in schoolchildren. Results after one and two years. J Periodontol 1, 126, 1974.

5. *Barkley, R. F.*
Successful preventive dental practices. Preventive Dentistry Press, Macomb, Illinois, 1972.

6. *Belser, U. C., J. R. Strub und C. E. Buser*
Effect of controlled oral hygiene procedures in patients with fixed protheses. In Vorbereitung.

7. *Bergman, B., A. Hugoson, A. und C. O. Olsson*
Periodontal and prosthetic conditions in patients treated with removable partial dentures and artificial crowns. A longitudinal two years study. Acta Odont Scand 29, 621, 1971.

8. *Black, A. D.*
Preventive treatment of periodontal disease. Dent Rev 26, 861, 1912.

9. *Bohannan, H. M., C. Ochsenbein und S. R. Saxe*
Preventive periodontics. Dent Clin North Amer 435, 1965.

10. *Chace, R.*
Retreatment in periodontal practice. J Periodontol 48, 410, 1977.

11. *Ericsson, J., und J. Lindhe*
Lack of effect of trauma from occlusion on the recurrance of experimental parodontitis. J Clin Periodontol 4, 2, 115, 1977.

12. *Garrett, J. S.*
Root planing: A perspective. J Periodontol 48, 9, 553, 1977.

13. *Glavind, L.*
Effect of the monthly professional mechanical tooth cleaning on periodontal health in adults. J Periodontol 4, 100, 1977.

14. *Hampson, E. L.*
Gingival care in conservative and prosthetic dentistry. Dent Pract 19, 55, 1968.

15. *Huber, A., und J. Röthlisberger*
Welche Bevölkerungsschichten sind zahnärztlich schlecht versorgt? Med. Diss., Bern 1975.

16. *Lefer, L.*
Motivation of the patient by the dentist. Dent Clin North Amer 16, 609, 1972.

17. *Kariologie, Parodontologie und Präventivzahnmedizin*
Fortbildungskurs individuelle orale Präventivmedizin, Zürich 1977.

18. *Leu, M.*
Nachsorge parodontalbehandelter Patienten. Dtsch zahnärztl Z 32, 38, 1977.

19. *Lietha-Elmer, E.*
Langfristige Ergebnisse regelmäßig betreuter und unbetreuter Parodontosepatienten. Acta Parodontol, in: Schweiz Mschr Zahnheilk 87, 613, 1977.

20. *Lighter, L. M., T. J. O'Leary, R. B. Drake, P. P. Crump und M. F. Allen*
Preventive periodontic treatment procedures. Results over 46 Months. J Periodontol 42, 555, 1971.

21. *Lindhe, J., und G. Koch*
The effect of supervised oral hygiene on the gingiva of children. J Periodontol Res 2, 215, 1967.

22. *Lindhe, J., und S. Nyman*
The effect of plaque control and surgical pocket elimination on the establishment and maintenance of periodontal health. A longitudinal study of periodontal therapy in cases of advanced disease. J Clin Periodontol 2, 67, 1975.

23. *Lövdal, E., A. Arno, O. Schlei und J. Waerhaug*
Combined effect of subgingival scaling and controlled oral hygiene on the incidence of gingivitis. Acta Odont Scand 19, 537, 1961.

24. *Lutz, F.*
Analyse der Prophylaxe-Aktivität Schweizerischer Zahnärzte. Fortbildungskurs individuelle orale Präventivmedizin, Zürich 1977.

25. *Matthys, O. R.*
Das Recallsystem. Fortbildungskurse der Zahnärztegesellschaft des Kantons Zürich, 1973.

26. *Mühlemann, H. R.*
Introduction to oral preventive medicine. A program for the first clinical experience. Verlag »Die Quintessenz«, Berlin 1976.

27. *Mühlemann, H. R.*
Psychological and chemical mediators of gingival health. J Prevent Dent 4, 6, 1977.

28. *Nyman, S., B. Rosling und J. Lindhe*
Effect of professional tooth cleaning on healing after periodontal surgery. J Clin Periodontol 2, 80, 1975.

29. *Nyman, S.*
Seminar, Zürich 1977.

30. *O'Leary, T. J.*
Oral hygiene agents and procedures. J Periodontol 41, 625, 1970.

31. *Plasschaert, A. J. M., und K. G. König*
The effect of information and motivation towards dental health, and of fluoride tablets on caries in schoolchildren. I. Increment over the initial 2 years experimental period. Int Dent J 24, 50, 1974.

32. *Ramfjord, S. P.*
Surgical pocket therapy. Int Dent J 27, 3, 263, 1977.

33. *Rateitschak, K. H., W. F. Dossenbach und H. R. Mühlemann*
Der große Parodontose-Status. Schweiz Mschr Zahnheilk 76, 621, 1966.

34. *Rateitschak, K. H.*
Mißerfolge in der Parodontalbehandlung. Schweiz Mschr Zahnheilk 87, 9, 861, 1977.

35. *Regolati, B.*
Erfolge der zahnmedizinischen Prophylaxe in der Schweiz. Sozial-Präventivmed 20, 279, 1975.

36. *Saxer, U. P., Z. Curilovic, M. A. Germann und H. H. Renggli*
Mundpflegegewohnheiten bei einer Gruppe von Schweizer Rekruten. Schweiz Mschr Zahnheilk 82, 1090, 1972.

37. *Saxer, U. P., und H. R. Mühlemann*
Motivation und Aufklärung. Schweiz Mschr Zahnheilk 85, 905, 1975.

38. *Saxer, U. P., B. Turconi und Ch. Elsässer*
Patient motivation with the papillary bleeding index. J Prevent Dent 4, 20, 1977.

39. *Schärer, P.*
Patient motivation in periodontal prostheses. Parodontologie 2, 1971.

40. *Schmid, M.*
Eine neue Parodontalsonde. Med. Diss., Zürich 1967.

41. *Schwab, K., und A. Muther*
Ergebnisse einer Umfrage über Parodontalprophylaxe, durchgeführt bei einer Berner Testbevölkerung. Soz und Präv Med 20, 285, 1975.

42. *Silness, J., und H. Löe*
Periodontal disease in pregnancy. II. Correlation between oral hygiene und periodontal condition. Acta Odont Scand 22, 121, 1964.

43. *Spranger, H.*
Zur Frage der Häufigkeit von Rezidiv und Neuerkrankung nach systematischer Parodontalbehandlung. Dtsch zahnärztl Z 32, 38, 1977.

44. *Strub, J. R., und U. C. Belser*
Parodontalzustand bei Patienten mit kronen- und brückenprothetischem Ersatz. Acta Parodontol, in: Schweiz Mschr Zahnheilk 88, 569, 1978.

45. *Suomi, J. D.*
Periodontal disease and oral hygiene in an institutionalized population: Report of an epidemiological study. J Periodontol 40, 5, 1969 a.

46. *Suomi, J. D., J. C. Greene, J. R. Vermillion, J. J. Chang und C. Leatherwood*
The effect of controlled oral hygiene procedures on the progression of periodontal disease in adults. Results after two years. J Periodontol 40, 416, 1969 b.

47. *Suomi, J. D., T. D. West, J. J. Chang und B. J. McClendon*
The effect of controlled oral hygiene procedures on the progression of periodontal disease in adults: Radiographic findings. J Periodontol 42, 562, 1971 a.

48. *Suomi, J. D., J. C. Greene, J. R. Vermillion, J. Doyle, J. J. Chang und E. C. Leatherwood*
The effect of controlled oral hygiene procedures on the progression of periodontal disease in adults. Results after third and final year. J Periodontol 42, 152, 1971 b.

49. *Valderhaug, J., und J. M. Birkeland*
Periodontal conditions in patients 5 years following insertion of fixed protheses. (Pocket depth and loss of attachment.) J Oral Rehabil 3, 237, 1976.

50. *Valderhaug, J., und L. Heloe*
Oral hygiene in group of supervised patients with fixed prostheses. J Periodontol 48, 4, 221, 1977.

51. *Waerhaug, J.*
Current basis for prevention of periodontal disease. Int Dent J 17, 2, 267, 1967.

52. *Walther, C., U. P. Saxer, H. H. Renggli und M. A. Germann*
Parodontalprophylaxe und -diagnosen in der Privatpraxis. Eine Umfrage. Helv odont Acta 1, 61, 1972.

12. Das Vorgehen bei der Kronen- und Brückenrehabilitation

J. Pollak

Dieser Beitrag enthält allgemeine Empfehlungen für das Vorgehen bei ausgedehnten Rekonstruktionen, wie sie in der Literatur beschrieben werden und wie sie sich in der Praxis bewährt haben. Diese Zusammenfassung erhebt keinen Anspruch auf Vollständigkeit, und für Details wird auf den Literaturnachweis verwiesen ([3, 15, 17, 19, 37, 39, 40]).

Vorgehen:(Stichwortartig)

Anästhesie

Karpulen auf Körpertemperatur erwärmen ([6]), wenn möglich, nur halbe Dosen verwenden. Lokale Applikation ist von Vorteil (weniger belastend für Patient).

Präparation

Mit rationellen Sets (*Marxkors*[®1], *Lustig*[®2], G-C[®3]). Supragingivale Präparationen sind vorzuziehen, wenn möglich, Teilkronenpräparationen (Abb. 1, Parodontalprophylaxe, zahnmaterialschonend).

Abdruck

Siehe Kapitel: Abdruckmethoden ([3, 13, 21, 30, 32, 33, 34, 41]).

Modellprüfung

Präparationsgrenzen muß der Zahnarzt selbst einzeichnen und eventuelle Blasen entfernen (Abb. 2).

Zentrische Bißnahme

Sorgfältige Manipulation mit dem Wachs (Abb. 3) (Moyco beauty pink extra hard[®4]).

Einartikulieren

durch den Zahnarzt (Snow White Impression Plaster No. 2[®5])

Der Split-cast

ist ein unentbehrliches Kontrollmittel für zentrische Bißnahme, Okklusionsanalyse und Remontage. Außerdem erleichtert er dem Techniker die Arbeit (Abb. 4 a und b).

Aufgewachste Arbeit

Der Behandler verlangt immer die aufgewachste Arbeit zur Ansicht und überprüft Okklusionsgestaltung, Ästhetik, Konturierung und Zwischengliedgestaltung (Abb. 5). Er veranlaßt die nötigen Korrekturen oder führt sie selber durch. Bei aufliegenden Zwischengliedern Verlauf der mukogingivalen Grenze einzeichnen.

1 Komet Brasseler, Deutschland
2 Hawe-Neos-Dental, 6925 Gentilino, CH
3 G-C's International Corp., 2–14 Hongo 3 Chrome Bunkyo-Ku, Tokyo, Japan
4 Bird Moyer Comp., Philadelphia, USA
5 Sybron-Kerr Corp., Romulus Michigan, 48174, USA

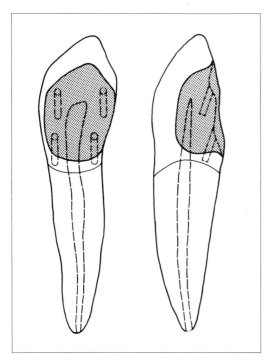

Abb. 1 a   Pinledge-Präparation.

Abb. 1 b   2 3 Pinledge-Präparation,
2 5 Overlay-Präparation.

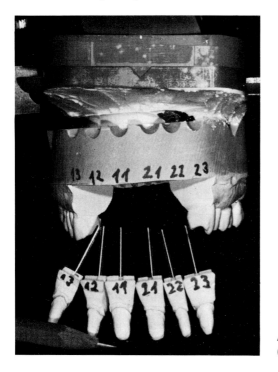

Abb. 2   Eingezeichnete   Präparationsgrenzen
(Oberkieferfrontzähne).

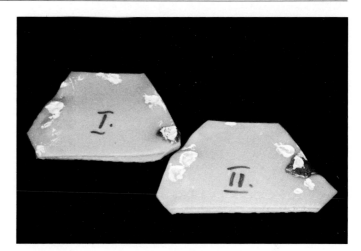

Abb. 3 Zentrische Wachsregistrate mit ZnO-Eugenol-Paste unterfüttert.

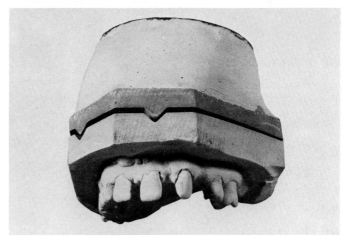

Abb. 4a Gipsmodell mit Splitcast (Gips).

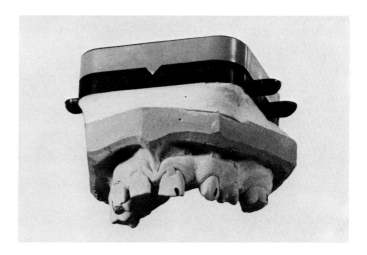

Abb. 4b Gipsmodell mit Splitcast (Kunststoff).

153

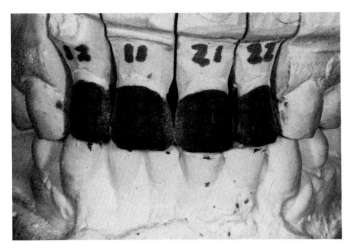

Abb. 5 Aufgewachste Arbeit (Oberkieferfrontzähne).

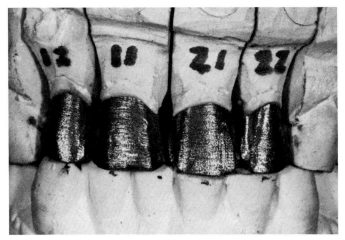

Abb. 6a VMK-Gerüste (Oberkieferfrontzähne) auf dem Arbeitsmodell.

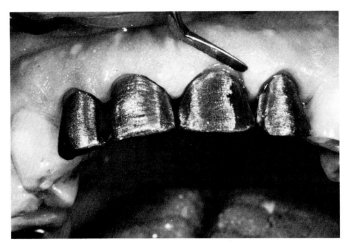

Abb. 6b Einprobe der VMK-Gerüste (Oberkieferfrontzähne).

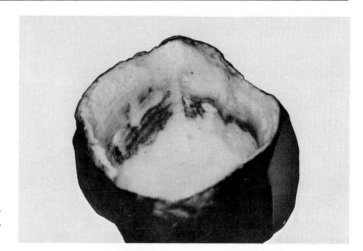

Abb. 7a Prüfung der Paßgenauigkeit mit ZnO-Eugenol-Paste.

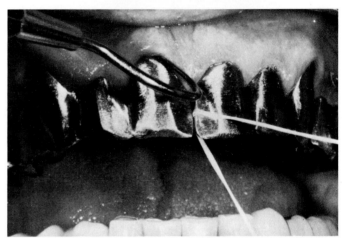

Abb. 7b Prüfung des Randschlusses (Kuhhornsonde) und der Kontaktpunkte (Zahnseide) im Munde.

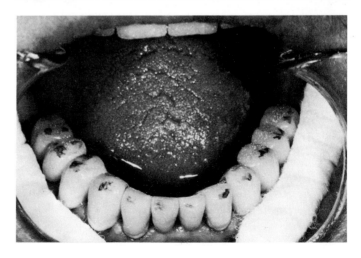

Abb. 7c Prüfung der Artikulation und Okklusion (Farbbänder) im Munde.

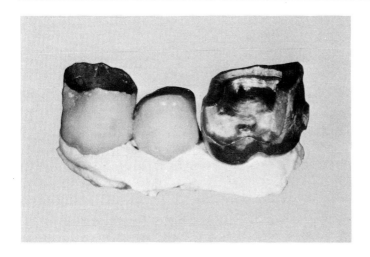

Abb. 8 Lötschlüssel (rosa Gips).

Einprobe der Güsse

Die vorgängige Kontrolle der Restaurationsränder auf den Stümpfen des Arbeitsmodelles (Abb. 6 a) ist unerläßlich, bevor mit der Situation im Munde (Abb. 6 b) verglichen wird (Lactonapaste[®1], *Xirux*[®2]). Okklusion und Artikulation sollen mit Zahnseide[®3], Farbband [®4], Shimstockfolie und approximale Kontaktpunkte mit der Zahnseide[®8] geprüft werden (Abb. 7 a bis c). Zwischengliedgestaltung und Kammverlauf müssen kontrolliert werden ([1, 2, 5, 6, 14, 22, 35, 36, 38]).

Der Lötschlüssel

Die Absprache mit dem Techniker ist unerläßlich. Bei keramischen Arbeiten lötet man je nach der Arbeit vor oder nach dem Brand ([40, 41]). Für den Lötschlüssel verwenden wir volumenbeständige Materialien (Abb. 8) (Abdruckgips[®5], Impregum[®6], President[®7],

Duralay Schiene[®8] [mit Temp-bond[®9] unterfüttert]). Der Lötschlüssel kann in die Remontage einbezogen werden (siehe Kapitel: Remontage).

Provisorische Versorgung

Die Eigenschaften der verwendeten Kunststoffe (Trimm[®10], Tab[®11], Palaferm[®12], Ionkronen[®13]) müssen berücksichtigt werden: Polymerisationswärme, Zurückbleiben von Restmonomer, hohe Abrasivität, Polierbarkeit, Reparaturanfälligkeit, Arbeitsaufwand und Preis (Abb. 9).
Bei der totalen Rekonstruktion ist es von Vorteil, wenn die Behandlung zweigeteilt wird; d. h., ein Kiefer wird zuerst versorgt, und dabei hat der Kiefer den Vorrang, der größere Lücken aufweist.
Bei den kombiniert partiellprothetischen und festsitzenden Rekonstruktionen sollte zu-

1 Lactona Corp. Dist. Academy and Red Lion Rds, Philadelphia, USA
2 M. Woelm-Eschweg, Dentalabteilung, Deutschland
3 Johnsen & Johnsen, New Brunswick, N. J. 08903, USA
4 Gebr. Hand-Modizinal, Nürtingen, BRD
5 Kühn's Ernst Hinrichs, Osterode am Harz, Deutschland
6 Sybron-Kerr Corp., Romulus, Michigan, 48174, USA

7 Coltène, Altstetten, ZH, CH
8 Reliance-Dental MFG. Co., Worth, Illinois, USA
9 Espe, Seefeld, Oberbayern, Deutschland
10 Harry J., Bossworth Comp., Chicago 60605, USA
11 Sybron-Kerr Corp., Romulus, Michigan, 48174, USA
12 Kulzer & Co., GmBH, 6830 Bad Homburg, Deutschland
13 IMZ Corp., Costamesa, Calif., USA

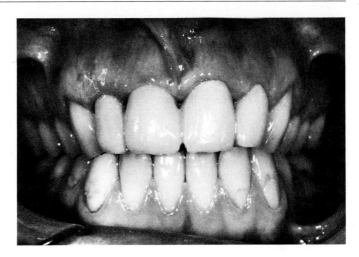

Abb. 9 Provisorische Versorgung (Oberkieferfrontzähne).

erst die abnehmbare Versorgung angegangen werden ([4, 7, 8, 9, 10, 11, 12, 16, 23, 24, 25, 28, 29, 31]).

Diese Reihenfolge erleichtert wesentlich die Bißnahme für die festsitzende Arbeit (siehe Kapitel: Abnehmbare kronen- und brückenprothetische Lösungen).

Remontage

Sie kann vor oder nach dem Porzellanbrand gemacht werden. Sollte das Löten nach dem Porzellanbrand gemacht werden, erübrigen sich Lötschlüssel ([3, 18, 20, 26, 27, 41, 42]) (siehe Kapitel: Remontage).

Tabelle 1:
Schematische Angaben zum Vorgehen bei kronen- und brückenprothetischen Arbeiten (IFF = individuelle Frontzahnführung / + = wie oben / − = weglassen).

Rekonstruktionsart	Unterlagen Planung	Sofortbehandlung Rö., Med. u. Zaz-Anamnese Schmerzbehandlung Nachbarschaftspflege	2. Unterlagen def. Planung Wax-up	IFF	Einzelabdruck	Gesamtabdrücke	Re-montage	Artikulator
Einzelkrone	+	−	−	evtl.	−	+	−	FGP, Mittelwert Artikulator, Okkludator
kleine Brücke	+	+	− + evtl. Modelle einartikuliert	fakult.	+	−	+	−	FGP, Mittelwert, halbeinstellbarer Artikulator
Quadrantenversorgung	+	+ ausgedehnte Modelle	+ Modelle einartikuliert	+ evtl. additiv	wenn 3 ± 3 beschliffen	entweder +	oder +	− fakult.	+
Front	+	+	+	+ o. Total	+	−	+	−	+ Mittelwert oder volleinstellbarer Artikulator(TMJ)
Totalrekonstr. festsitzend	+	+	+	+ o. Total	+	+ oft Unterk.	+ Oberkiefer	+	+ Mittelwert oder volleinstellbarer Artikulator
Totalrekonstr. kombiniert	+	+	+	+ o. Total	+	+ dort wo gefräst wird	+	++	+

Literaturverzeichnis

1. *Albert, A. M.*
   Spaltbreiten- und -tiefen bei Amalgam- und Guß-
   füllungen. Dtsch zahnärzt Z 26, 672, 1971.

2. *Barnes, I. E.*
   The production of inlay cavity bevels. Brit Dent J
   137, 379, 1974.

3. *Bauer, G., und A. Gutowski*
   Gnathologie – Einführung in Theorie und Praxis.
   Verlag »Die Quintessenz«, Berlin 1975.

4. *Boitel, R. H.*
   Gedanken zum Thema: Die Freiendprothese.
   Schweiz Mschr Zahnheilk 74, 510, 1964.

5. *Boitel, R. H.*
   Kurs über Goldinlays. Zürcher Fortbildungshefte
   Zeitgemäße Praxis Nr. 1, 1970.

6. *Boitel, R. H.*
   Overlay-Kurs, Kronen- und Brückenprothetik
   1977, Persönliche Mitteilungen.

7. *Brunner, Th.*
   Heutiger Stand der Teilprothetik auf Grund der ak-
   tuellen wissenschaftlichen Literatur. Schweiz
   Mschr Zahnheilk 79, 815–837, 1969.

8. *Brunner, Th.*
   Die Klammer im Frontzahnbereich – ein ästhetisches Problem. Schweiz Mschr Zahnheilk 80, 351,
   1970.

9. *Brunner, Th.*
   Richtige und falsche Klammerkonstruktion.
   Schweiz Mschr Zahnheilk 81, 1165, 1971.

10. *Cecconi, B.*
    Removable partial denture abutment tooth move-
    ment as affected by inclination of residual ridges
    and type of loading. J Clin Periodontol 25,
    375–381, 1971.

11. *Cecconi, B.*
    Effect of rest design on transmission of forces to
    abutment teeth. J Clin Periodontol 32, 141–151,
    1974.

12. *Cecconi, B.*
    Stressbreakers and the removable partial denture.
    J Clin Periodontol 34, 145–151, 1975.

13. *Einfeldt, H.*
    Zur Abformung mit elastomeren Materialien. Quint
    24, 11, 65, 1973.

14. *Fayle, H. E.*
    Gold inlay failures and some causes. J Prosth
    Dent 29, 439, 1973.

15. *Franks, A. S.*
    The concept of oral rehabilitation. J Oral Rehabil 3,
    1, 1, 1976.

16. *Fröhlich, F., und W. Fenner*
    Planungsgrundlagen für partielle Gerüstprothe-
    sen, Zürich 1968.

17. *Fuchs, P.*
    Die Quintessenz des Brückenzahnersatzes. Ver-
    lag »Die Quintessenz«, Berlin 1976.

18. *Holt, J. E.*
    Research on remounting procedures. J Prosth
    Dent 38, 338, 1977.

19. *Horn, R.*
    Practical consideration for successful crown and
    bridge therapy. W. B. Saunders Co., Philadelphia
    1976.

20. *Huffmann, R. W., J. W. Regenos und R. R. Taylor*
    Principles of occlusion Laboratory and clinical
    teaching manual. H. & R. Press, Columbus 1969.

21. *Johnston, J. F., R. W. Phillips und R. W. Dykema*
    Modern practice in crown and bridge prosthodont-
    ics. W. B. Saunders Co., Philadelphia 1971.

22. *Kantorowicz, G. F.*
    Inlays, Crowns and Bridges. John Wright and Sons
    Ltd., London 1970.

23. *Körber, E., und K. Lehmann*
    Untersuchungen zur Lagerung von Freiendprothe-
    sen. Dtsch zahnärztl Z 22, 1267–1973, 1967.

24. *Körber, E.*
    Federnde und gelenkige Verbindung zum Restge-
    biß. Z W R 82, 565–568, 1973.

25. *Körber, K. Z., und M. Heners*
    Grundlagen der starr am Restgebiß abgestützten,
    partiellen Prothesen – Richtlinien für den Entwurf.
    Z W R 82, 558–564, 1973.

26. *Lang, B. R., und Ch. C. Kelsey*
    International prosthodontic workshop. On com-
    plete denture occlusion. The University of Michi-
    gan, Ann Arbor 1972.

27. *Lucia, V. O.*
    Remounting procedure for completion of full-
    mouth rehabilitation. J Prosth Dent 30, 679, 1969.

28. *Martinet, C., und J. N. Nally*
    Recherche experimentale sur la valeur des systè-
    mes rigides, sémi-rigides ou rupteurs de forces
    dans le traitement de l'édentation partielle de la
    classe I de Kennedy. Schweiz Mschr Zahnheilk 80,
    1061–1083, 1970.

29. *Marxkors, R.*
Modellgußkonstruktionen. Bremer Goldschlagerei W. Herbst, 1974.

30. *Miler, E. L.*
Removable partial prosthodontics. William u. Willkins, Baltimore 1972.

31. *Nally, J. N.*
Therapeutique de l'édentation partielle prothèse amovible. Encyclopédie Medico-Chirurgicale, 213310 A 10–5, Paris 1971. Auszugsweise veröffentlicht in: Die abnehmbare Teilprothese (Geschiebe-Teilprothese). Die Zahntech 33, 232–247, 325–343, 429–443, 1975.

32. *Osborne, J., und G. A. Lammie*
Partial dentures. Blackwell Scientific Publications. Oxford und Edinburgh 1968.

33. *Pfannenstiel, H.*
Das Abformproblem aus der Sicht des zahntechnischen Laboratoriums. Dtsch zahnärztl Z 27, 579–583, 1972.

34. *Rehberg, H.-J.*
Die Quintessenz der zahnärztlichen Abformhilfsmittel. Verlag »Die Quintessenz«, Berlin 1971.

35. *Rosenstiel, E.*
To bevel or not to bevel? Brit Dent J 138–389, 1975.

36. *Shillingburg, H. T.*
Preparations for cast gold restorations. Verlag »Die Quintessenz«, Berlin 1974.

37. *Shillingburg, H. T., S. Hobo und L. D. Whitsett*
Grundlagen der Kronen- und Brückenprothetik. Verlag »Die Quintessenz«, Berlin 1977.

38. *Sobkowiak, E. M., E. Beetke und M. Schulze*
Experimentelle Untersuchungen zur Paßgenauigkeit der Gußfüllung. Zahn-, Mund- und Kieferheilk 63–573, 1975.

39. *Steinhart, G.*
Zur Pathologie des Lückengebisses. Dtsch zahnärztl Z 20, 46, 1965.

40. *Stuart, C., und H. Stallard*
Why diagnosis and treatment of occlusal restaurations of the teeth. Texas Dent J 4, 70, 1957.

41. *Weinberg, L. A.*
Atlas of crown and bridge prosthodontics. C. V. Mosby Co., St. Louis 1965.

42. *Weinberg, L. A.*
Atlas of removable partial denture prosthodontics. C. V. Mosby Co., St. Louis 1969.

Sachregister

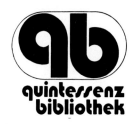

quintessenz bibliothek für den praktizierenden Zahnarzt

McLean

Wissenschaft und Kunst der Dentalkeramik

336 Seiten, 302 Abbildungen, davon 59 vierfarbig, Format 17,5 x 24,5 cm, Ganzleinen, Schutzumschlag, DM 186,–

Die zunehmenden Ansprüche der Patienten an die Ästhetik in der Zahnheilkunde schaffen trotz der Vielzahl neuer Möglichkeiten in diesem Bereich heute mehr Probleme als je zuvor.

Der Autor diskutiert in vier Monographien nicht nur die Grundlagen sämtlicher Gebiete der zahnärztlichen Keramik von der Jacketkrone bis zur Metallkeramik, sondern auch die therapeutischen Alternativen zur Erreichung besserer ästhetisch befriedigenderer Resultate in allen den Fällen, wo mit der konventionellen Metallkeramik allein kein optimaler Zahnersatz geschaffen werden kann.

Der praxisorientierte Zahnarzt und der keramisch tätige Zahntechniker werden dem Werk zahlreiche wesentliche Anregungen für ihre Arbeit entnehmen können. Darüber hinaus ist das Werk für den Studierenden und den in der zahnärztlichen Materialkunde Forschenden von unschätzbarem Wert.

Schön/Singer

Die partielle Prothese

376 Seiten 644 Abbildungen, davon 60 zweifarbig und 397 vierfarbig, Format 17,5 x 24,5 cm, Ganzleinen, Schutzumschlag, DM 280,–

Die beiden bekannten Autoren haben hier auf der Grundlage des ursprünglichen Konzeptes eine völlig neue Darstellung dieses wichtigen Wissensstoffes vorgelegt. Das Werk berücksichtigt die Entwicklung verbesserter Methoden, Geräte und Materialien und ist sowohl für den Studierenden als auch für den Praktiker von besonderem Wert, da es aktuelle, umstrittene Grundsatzprobleme anspricht und kritisch Stellung nimmt.

Shillingburg

Die Quintessenz des festsitzenden Zahnersatzes

255 Seiten, 214 Abbildungen, Format 11,5 x 18 cm, DM 42,–

Der Autor gibt in diesem pocket eine konzentrierte Einführung in das Gebiet des festsitzenden Zahnersatzes und damit gleichzeitig eine komplexe Übersicht über zahnärztliche und zahntechnische Arbeitsabläufe, so daß auch das Gemeinsame der Aufgabenstellung erkennbar wird.

Das Buch enthält zahlreiche arbeitspraktische Vorschläge, die eine Leistungsoptimierung fördern. Wichtig erscheint, daß über die technisch-funktionellen Fakten hinaus auch die Belange des Patienten z. B. hinsichtlich einer schonenden Arbeitsweise berücksichtigt werden.

Das Buch ist besonders auf die Studierenden der Zahnheilkunde ausgerichtet, bietet jedoch auch dem praktizierenden Zahnarzt und vor allem dem Zahntechniker viel Wissenswertes zu diesem Thema.

Schön/Singer

Europäische Prothetik heute

574 Seiten, 921 Abbildungen, davon 23 zweifarbig und 138 vierfarbig, Format 17,5 x 24,5 cm, Ganzleinen, Schutzumschlag, DM 320,–

Das Sammelwerk bietet einen umfassenden Überblick über den heutigen Stand der modernen Prothetik. Es enthält Beiträge namhafter Fachleute aus ganz Europa. Auch kommen nicht nur die führenden Experten auf dem Gebiet der Prothetik, sondern darüber hinaus, Wissenschaftler und Praktiker zu Wort, deren Arbeitsgebiete in enger Beziehung zur Prothetik im Rahmen der gesamten rekonstruktiven Zahnheilkunde stehen, also z. B. der Parodontologie, der präprothetischen Chirurgie und der Elektrochirurgie, der Implantologie und anderer Fachbereiche.

Celenza/Nasedkin

Okklusion
Der Stand der Wissenschaft

192 Seiten, 58 einfarbige und 11 mehrfarbige Abbildungen, Format 17,5 x 24,5 cm, PVC-Einband, DM 89,–

Vertreter verschiedener Okklusionskonzepte- und Schulen veranstalteten im Februar 1976 in Chicago einen Workshop, an dem 24 international anerkannte Kapazitäten auf dem Gebiet der Okklusion teilnahmen.
Der Workshop war auf die Behandlung dreier grundsätzlicher Probleme der Okklusion ausgerichtet:
1. die optimale Kondylenposition bei zentraler Okklusion,
2. die optimale Natur der Interkuspidalposition und
3. das Wesen der exzentrischen Relationen.
Das vorliegende Buch ist eine Zusammenfassung aller Referate und Diskussionen dieser Tagung. Es bietet einen umfassenden Überblick über den gegenwärtigen Stand der Wissenschaft, aber auch einen Ausgangspunkt für die weitere Forschung auf diesem klinischen Gebiet der Zahnheilkunde.

Shillingburg/Hobo/Fisher

Atlas der Kronenpräparation

168 Seiten mit 351 Abbildungen (davon 145 mehrfarbig) Format 17,5 x 24,5 cm, Ganzleinen mit Goldprägung, Schutzumschlag, im Schuber DM 148,–

Dieser „Atlas der Kronenpräparation" informiert in fortlaufenden Bildserien mit 351 Abbildungen, davon 145 in Farbe, eingehend über die Zahnpräparation für die Eingliederung eines Goldgußersatzes. Die Darstellung jedes einzelnen Behandlungsschrittes macht dieses Buch zu einem hervorragenden Nachschlagewerk für den Praktiker, der die Probleme der Zahnpräparation für Vollguß-Aufbrennkeramik- und Porzellankronen aus eigener Erfahrung kennt; aber auch als leichtverständliche Einführung für den Anfänger ist dieser Atlas von großem Wert.

Shillingburg/Hobo/Whitsett

Grundlagen der Kronen- und Brückenprothetik

337 Seiten, 601 Abbildungen, Format 17 x 24 cm, holzfreies Offsetpapier, Balacron-Broschur, DM 86,–

Die prothetische Rehabilitation des Kauorgans mit Brücken und Kronen hat durch die Entwicklung neuer Werkstoffe, Instrumentarien und Techniken ein außerordentlich hohes Niveau erreicht, das heute in funktioneller und ästhetischer Beziehung allen Ansprüchen gerecht werden kann. Drei in der Metallprothetik besonders erfahrene Zahnärzte und Hochschullehrer legen hier eine Einführung in ihr Fachgebiet vor, die dem Anfänger als Leitfaden und dem Geübten zum Auffrischen und Erweitern seines Wissens dienen kann.

Schwickerath

Werkstoffe
in der Zahnheilkunde

307 Seiten, 204 Abbildungen und 62 Tabellen, Format 17,5 x 24,5 cm, Kunstdruckpapier, Ganzleinen mit Goldprägung DM 98,–

Ein Zahnarzt, der einen Werkstoff in seinen Heilplan einbezieht, muß wissen, welchen Beanspruchungen dieser während seines Einsatzes im Munde ausgesetzt ist und wie er sich unter den zu erwartenden Beanspruchungen verhält.
Das Werk vermittelt die notwendigen Kenntnisse über Grundlagen, Verarbeitung, Beanspruchungen und Verhalten der Werkstoffe im klinischen Einsatz. Dabei ist es nicht nur ein Kompendium für den Studenten, sondern gibt auch dem Zahnarzt viele wertvolle praktische Hinweise und Hilfen bei der täglichen Arbeit.

Spiekermann/Gründler

Die Modellguß-Prothese

551 Seiten im Atlasformat 22,5 x 25,5 cm, über 800 Abbildungen (davon 400 mehrfarbig), Ganzleinen mit Goldprägung und Schutzumschlag, DM 386,–

Das Wissen um die Prinzipien der präprothetischen Maßnahmen sowie des zweckmäßig statischen und parodontalhygienischen Aufbaues einer Modellguß-Prothese ist für jeden zahnärztlich Tätigen eine notwendige Voraussetzung.
Dieses Buch wurde daher für alle geschrieben, die an der Herstellung und Eingliederung von Modellguß-Prothesen mitarbeiten. Die Autoren, ein Zahnarzt und ein Zahntechniker, bieten einen Überblick über dieses spezielle Gebiet der Prothetik und handeln, jeder aus seiner Sicht und doch wiederum in der notwendigen Gesamtschau, die aktuellen Fragen der Modellguß-Prothese umfassend ab.